口腔护理四手操作参考细则

主　　编　麻健丰　潘乙怀

编写人员　（按姓氏笔画排序）

王晓丹　叶晓敏　朱金艳　刘　晓

孙晓芙　张　雪　张和平　陈晓芬

范小兰　赵一荣　廖雪妙

科学出版社

北京

内 容 简 介

本书以口腔医学各专科临床常见病、多发病的治疗方法为依据,以口腔护理专业技能为基础,根据疾病的诊疗步骤设计护理操作流程,制定了口腔护理四手操作实施细则和与之对应的评分标准。各诊疗项目的护理配合采用表格形式进行详细阐述,内容包括相关理论知识、用物准备、术前护理、术中护理、术后护理以及注意事项等,具有全面、详实、规范、具体、实用等特点。

本书可作为标准指南,用于评价口腔护理质量、指导教学实践、规范临床操作,是从事口腔护理相关工作人员不可多得的参考书和工具书。

图书在版编目(CIP)数据

口腔护理四手操作参考细则 / 麻健丰,潘乙怀主编 .—北京:科学出版社,2013.3

ISBN 978-7-03-036839-3

Ⅰ.口… Ⅱ.①麻… ②潘… Ⅲ.口腔科学-护理学-技术操作规程
Ⅳ.R473.78-65

中国版本图书馆CIP数据核字(2013)第039625号

责任编辑:杨鹏远 胡治国 / 责任校对:韩 杨

责任印制:徐晓晨/ 封面设计:范璧合

科 学 出 版 社 出版

北京东黄城根北街16号

邮政编码: 100717

http://www.sciencep.com

北京凌奇印刷有限责任公司 印刷

科学出版社发行 各地新华书店经销

*

2013年3月第 一 版 开本:787×1092 1/16

2020年3月第九次印刷 印张:11

字数:252 000

POD定价: 68.00元

(如有印装质量问题,我社负责调换)

序　一

口腔门诊诊疗工程中的四手操作是必不可少的，这在口腔医学界应该成为共识。但是在我国许多口腔医疗机构或是综合医院的口腔科，一些人特别是科室领导常常误以为，执行四手操作会加大人力投入，影响经济效益，不肯执行四手操作。事实上四手操作不仅是实现优质医疗服务的保障，而且会极大提高医生的工作效率，最终有利于医疗质量提高，有利于患者，同时，也会提高口腔门诊的工作效率，创造更好的经济效益。

近年来国内已有多种有关的专著出版，说明加强口腔护理质量管理，提高口腔护理水平，已引起大家的高度关注。口腔门诊治疗中的四手操作也越来越普及，应该说这是我国口腔门诊诊疗实践中一个可喜的进步。

温州医学院附属口腔医院自建院以来，十多年间，所有的临床科室门诊诊疗过程一直实行“四手操作”。并逐步形成了全员聘用、层级管理、等级薪酬等具有特色的护理管理体系，其核心是考核体系的建立。他们借鉴了国内外“四手操作”护理技术的经验，制定了门诊各科室“四手操作”实施细则和评分标准，作为护理质量考核的客观依据。经过多年的临床和考核实践，他们将其经验汇集成这本《口腔护理四手操作参考细则》的专著，呈现在大家面前。这本书具有自己鲜明的特点：①内容详尽，考核项目细致、全面；②具体操作步骤详尽、实用、易懂、便于自学；③每个操作步骤都有对应细化的评分标准，便于对护理人员进行考核与管理；④每项常规疾病护理配合运用图表代替文字表述，使读者在轻松记忆知识的同时，强化临床实用性。该书既可作为口腔专科医院及综合性医院口腔科护理管理的参考用书，也可作为开设口腔护理专业的院校教师和学生的实践辅助教材，更可作为所有口腔护理人员的工作手册而使用。

我愿意向全国口腔护理界的同事们推荐这本书。我相信认真阅读这样的专著，一定会对我国口腔临床护理水平的提高有所补益。也感谢温州医学院附属口腔医院的同事们在繁忙的工作之余，认真总结经验并将其汇集成书，与全国同道分享他们的经验。

中华口腔医学会会长

王兴

2012年10月31日

序　二

欣闻《口腔护理四手操作参考细则》一书即将问世，该书的出版无疑对推动我国口腔专科护理操作技术的规范化、标准化和科学化建设起到积极的作用。该书的面世对护理管理者来说是一本能客观评价口腔专科护理专业技术质量的标准；对广大口腔护士而言是一本能指导其具体实践的工具，对口腔护理教学者可谓是一本规范的教学实践指导蓝本。该书凝聚了致力于口腔护理专业发展与进步的各位口腔护理专家的智慧和心血，可敬、可喜、可贺！今应主编之邀，欣然作序，一并致以诚挚的谢意！

"四手操作技术"是口腔医疗专业专科技术较强，最能体现口腔专业人性化医疗服务，很好地展现口腔医护密切、默契配合，有效控制口腔医院感染，提高工作效率的一项专科操作技术。"口腔护理四手操作技术"是依据"四手操作"基本理论、基本技能和护理基本理论、基础技能，研究运用相关理论与技术、密切与医生合作，提升治疗效果、提高工作效率，减少职业伤害，避免医院感染的一项口腔专科护理技术。

"口腔护理四手操作技术"是口腔专科护士必须掌握的一项专业技能，《口腔护理四手操作参考细则》应该是从事口腔专科护理工作的广大护士必备、必读之书。

四川大学华西口腔医院　赵佛容

2012年10月

前　言

四手操作技术是在口腔医疗技术、设备、器械和材料不断进步和更新的前提下逐渐发展并完善起来的国际标准化操作模式。该技术通过诊疗过程中医生和护士之间合理有效的配合,能够极大地提高医疗质量和工作效率,促进医患沟通,更好地为广大患者提供优质的服务,因而被国际口腔界公认为是一种“高效率的牙科操作技术和现代化的服务形式”,并得到广泛推广。

我院自建院伊始,便在所有临床科室门诊诊疗中全面推行“四手操作”。通过借鉴国内外口腔医学院校开展“四手操作”护理技术的丰富经验,不断改进技术,完善流程,逐步实现了与国际标准接轨的口腔护理模式。为了加强对护理工作的全方位考核,促进护理质量的持续改进,我们参考了国内外口腔医学专业著作,并结合我院临床实践的经验,制定了各科“四手操作”实施细则和评分标准,经过不断修订和完善,使之趋于成熟,并具有一定的特色。今天我们将其整理成文,热切期待着能够与国内同行交流与分享。

本书共分 10 章,介绍了口腔专科护理“四手操作”的基本原则和要求,详细地描述了牙体牙髓、牙周、口腔黏膜、儿童口腔、口腔修复、口腔正畸、口腔颌面外科门诊及口腔种植 8 个专科的临床常用 61 个诊疗项目实施“四手操作”护理配合的流程、细则和标准,以及口腔门诊各种常规清洁、消毒、灭菌的操作流程、细则和标准。旨在为广大口腔护理人员提供科学化、规范化、标准化和具体化的口腔护理临床操作技术。

国内外类似的有关口腔护理临床操作流程的参考书已有出版,都是指导性的范本。本书主要侧重于阐明具体的“四手操作”过程和评价指标,更加详细和实用。操作者可以按照书中的描述一步步地进行操作,管理者可进行客观评分,使口腔护理操作技术更加有章可循,有据可依。因此,本书对于广大口腔护理管理者、口腔护理实践者,以及口腔护理教学者,都是一本非常实用的参考书。

在本书的编写过程中,我院各临床科室医生与护士不断摸索、反复实践,凝练了集体的心血和力量,在此一并表示深深的谢意。由于水平有限,书中不足之处恳请广大专家和读者批评指正。

温州医学院附属口腔医院 麻健丰 潘乙怀

2012 年 10 月于温州

目　　录

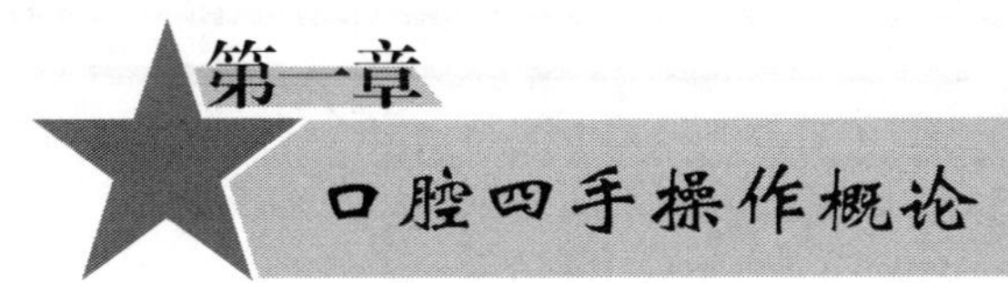

一、口腔四手操作基本知识

（一）口腔四手操作的定义和基本原则

口腔四手操作是指在口腔治疗全过程中，医生、护士采取舒适座位，患者采取放松仰卧位，医护双手同时在口腔治疗中完成各种操作，平稳而迅速地传递所用器械及材料，从而提高工作效率和医疗质量。其核心观点为以人为中心，以零（凡是自然的健康状态都看作是零）为概念，以感觉为基础。其基本原则为医生必须坐着操作；患者取平卧位；医护之间密切配合。

（二）四手操作中医、护、患的体位

1. 医生正确体位 医生工作中应有平衡舒适的体位，双足平放于地面，大腿几乎与地面平行，两肩连线平行于地面。双手肘部与医生本人心脏同水平，前臂在工作时应能与地面平行。头部微向前倾，眼睛向下看着工作区，背部挺直且靠着椅背。

2. 护士正确体位 护士座位应向着患者并与患者口腔在同一水平面上，高出医生座位10cm左右，护士胯部与患者肩部处于同一水平面上。左腿靠近口腔综合治疗椅，并与其边缘平行10cm左右。坐姿要求背部挺直，双手置于胸前，脚放在脚踏上，保持大腿与地面平行，扶手放在肋下区以便作为身体在倾斜体位时的支撑，以维持舒适平衡的工作位置。

3. 患者正确体位 患者采取仰卧位，脊柱完全放松，患者头部位置舒适。当医生操作时，患者口腔应在医生正常视野范围内。治疗下颌牙时，调整椅位头托或靠背，使下颌殆平面与地面平行。

（三）医、护、患的位置关系

在实施四手操作技术时，医生、护士有其各自互不干扰的工作区域，以保证通畅的工作线路和密切的相互配合。将医生、护士、患者的位置关系假想成一个钟面，以患者的脸为中心，分成4个时钟区。

1. 医生工作区 位于时钟7～12点，一般为时钟11点处。治疗下颌牙时，多选用时钟7～9点位置；治疗上颌牙时，多选用时钟9～12点位置。

2. 护士工作区 位于时钟2～4点，通常多选时钟3点位置。

3. 静止区 位于时钟12～2点。此区可放置相对固定的设备，如治疗车、银汞调拌器等。

4. 传递区 位于时钟4～7点。此区为传递器械和材料区，是患者周围最大的活动区域，是安放牙科设备最适宜的位置。

（四）器械在四手操作过程中的运用

器械在四手操作过程中的运用主要是医护双方必须用手指将器械柄正确的握持在手中，当医生使用一种器械完成前段治疗，而在下一步治疗须运用另外一种器械时，医护双方能在舒适与协调的工作位置进行器械的传递与交换。主要分为握持、传递和交换三类。

1. 器械握持 在口腔治疗过程中所需要的器械精密、复杂，医护人员要根据器械的种类选择不同的握持方法。主要有四种握持方法：执笔法、掌握法、掌-拇指法、掌-拇指反握法。

（1）执笔法：器械握在拇指与食指之间，中指放在下面作支持，用中指末端作支点，常用于探针、充填器等手用器械的握持。

（2）掌握法：器械握于掌内，第三、四、五指紧绕器械柄，食指绕器械柄2/3圈，拇指沿器械柄指向工作端，常用于三用枪、拔牙钳、技工钳等手用器械的握持。

（3）掌-拇指法：器械握于手掌内，四指紧绕器械柄，大拇指沿器械柄的工作端方向伸展，尽量靠近工作端并作为手指的支点，常用于釉凿、剥离器等手用器械的握持。

（4）掌-拇指反握法：握法相似于掌-拇指法，用于器械的工作端低于尺骨边缘而需用手掌握持的器械，常用于橡皮障夹、拔牙钳等手用器械的握持。

2. 器械传递 器械传递是指在口腔治疗过程中，护士将器械传递于医生时，医生能快速接住器械，而不需要更换手指位置就能使用器械。要求护士必须以正确的传递方法把正确的器械传递出去；同时，医生也必须保持正确的准备姿势，张开其手和手指，接受护士传递的器械。常用的器械传递方法有两种：

（1）执笔式器械的传递：医生右手拇指、食指分开呈准备姿势，以便接受器械。护士左手持器械的非工作端，工作端指向治疗牙的牙位，用轻微向下的力量把器械放于医生手中，当医生用执笔式握法握住器械后，护士再松开手。

（2）掌-拇指握持的传递：医生右手拇指指向患者口腔，手掌对着患者口腔，四指张开呈准备姿势，接受器械。护士持器械的非工作端，移到医生手下面并直接平放于他的手掌中，器械工作末端放在他的拇指上。

传递器械时应做到及时、准确、无误，以便医生接住器械后就可以直接使用。应采用标准、平行的传递法，即在患者颏下和上胸之间，护士肘部平行将器械传递于医生手中，禁止在患者头面部进行器械传递，以确保患者的治疗安全。

3. 器械交换 器械交换是指根据口腔治疗操作程序，当使用完前一种器械，而还须使用另一种器械时，前后两种器械要进行交换。器械交换的方法有双手传递交换和单手平行交换。

(1) 双手传递交换：医生用完器械A时，移开患者口腔，护士用左手拇指、食指握持器械A的非工作端接回器械A；然后护士用右手握持器械B的工作端，移向传递区，将器械B放于医生张开的手指上；待医生接稳后，护士将左手所持器械A的非工作端向自己方向移动，并张开右手拇指、食指、中指握住器械A的工作端，完成双手传递交换程序。

(2) 单手平行交换：医生用完器械A后，护士用左手拇指、食指握住器械B的非工作端，用中指支持在器械B下，移向传递区伸出小指牢固地夹住器械A的非工作端；同时，护士左手手腕向下，左拇指、食指向前将手中的器械B移到医生张开的手指上。在传递过程中器械B与器械A始终平行，相距大约6cm。

在器械交换时医生应设定合理的器械应用顺序；护士要预先知道医生的需要，即知道在操作过程中下一步需要的器械是什么；在医生用完器械后，必须示意这一器械已用完，通常是将这一器械的工作端离开患者牙齿，同时，把器械柄移出患者口腔2cm。这样，护士就知道医生已用完这一器械，需更换器械并将下一步需要的器械准备好，并考虑通畅的器械动向，方便进行器械交换。

(五) 吸引器的使用

1. 放置位置

(1) 操作点位：适用于需要吸引器牵引软组织的治疗操作。

(2) 磨牙后区位：适用于口腔内的各个治疗操作。

2. 注意事项

(1) 放置位置既要便于口腔内吸引，又不影响医生视线和口腔内器械操作。

(2) 吸引器的工作端应平行于牙的颊或舌面，其边缘与牙面平齐。

(3) 吸引器一般放置位置较后，操作时避免放入患者口内敏感区域，以免引起患者恶心。

(4) 操作时动作轻柔，既能保持牵拉软组织，又使患者舒适。

二、口腔护理四手操作常规程序

(一) 素质要求

1. 理论知识

(1) 掌握医学基础知识、护理学专业知识及四手操作知识。

(2) 熟悉口腔医学专业的基础理论知识，包括病因、诊断、治疗、预防及保健知识。

(3) 了解常用医用材料的性能和口腔医疗设备器械的性能，操作方法，注意事项和维护、保养知识。

2. 操作技能

(1) 专业的四手操作技术。

(2) 规范的无菌操作技术。

(3) 各种器械设备的维护、保养技术。

3. 专业素质

(1) 具有高度的责任心、同情心、爱心及全心全意为患者服务的精神。

(2) 不断的钻研业务技术和不断的创新精神。

(3) 仪表端庄大方,态度和蔼可亲。

(二) 环境准备

1. 诊室环境

(1) 整洁、明亮、安全、舒适。

(2) 定时通风换气,地面湿式打扫,并进行空气消毒。

(3) 诊室布局合适,台面用物摆放合理。

2. 器械设备

(1) 检查器械设备功能是否正常。

(2) 对不可消毒灭菌的部位覆盖防污膜。

(三) 患者评估

1. 一般情况 患者姓名、性别、年龄、文化背景、近期饮食情况、口腔卫生习惯、健康史、过敏史、口腔局部症状。

2. 心理状况 患者的心理状态、就诊的目的要求。

3. 知识状况 对口腔保健知识、疾病治疗的认知情况。

(四) 操作技术

1. 术前

(1) 自身准备:衣帽整洁,修剪指甲,洗手,戴口罩和防护镜。

(2) 患者准备:做好患者的心理护理,指导患者在治疗过程中须配合的注意事项。

(3) 用物准备:做到三查七对,用物准备妥当并合理摆放。

2. 术中

(1) 根据治疗步骤及时传递器械和材料。

(2) 根据治疗需要合理调节灯光和椅位。

(3) 及时吸唾、吸尘、隔湿,保持术野清晰。

(4) 细致地观察患者反应,给予适当的解释和鼓励。

3. 术后

(1) 患者护理:协助患者整理面容。

(2) 整理用物：去除一次性用物，冲洗口腔综合治疗椅管道系统，器械分类放置。

(五) 健康指导

1. 术前健康指导

(1) 介绍疾病的相关知识，治疗的必要性、基本步骤、时间、预后等。

(2) 指导患者在治疗过程中用鼻呼吸，避免误吞血液、血块等；如有不适举左手示意，不可随意说话、闭嘴、起身、蹬腿、扭动身躯等。

2. 术后健康指导

(1) 指导患者治疗后生活、饮食的注意事项。

(2) 遵医嘱用药；若治疗后不适或疼痛应及时就诊。

(3) 指导患者口腔保健知识，定期进行口腔检查，注意口腔卫生。

三、口腔护理四手操作常规程序标准评分细则

口腔临床护理操作分为医护配合的椅旁四手操作技术和护士独立完成的护理操作技术。一个完善的椅旁四手操作程序应包括对疾病理论知识的认识、术前的环境准备、自身准备、患者准备、物品准备；术中的器械传递与交换、心理护理、吸唾护理；术后的患者护理、物品整理、健康宣教等内容。而《暂时冠桥制作护理操作评分细则》、《石膏模型灌注护理操作评分细则》、《制取印模护理操作评分细则》、《正畸拍照护理操作评分细则》四个操作项目是由护士独立完成的操作技术，因其操作步骤各有特点，将逐一从理论知识的认识、术前准备、术中护理操作技能及术后护理等方向详细阐述。

本书椅旁四手操作技术标准评分细则将通过表格形式对操作内容进行概括和总结，并对其进行标准化评分设计。设总分值为 100 分，其中理论知识占 6%，用物准备占 10%，术前护理占 18%，术中护理占 54%，术后护理占 12%。因各临床常见疾病的医护配合椅旁四手操作技术在术前护理和术后护理的操作内容和评分细则上存在共性，在“术前护理”中都是对环境准备、标准预防、患者准备、用物准备及调节椅位和灯光五项内容制定操作程序和评分标准；在“术后护理”中都是对患者护理、用物整理、口腔综合治疗椅清洁消毒、个人防护、术后医嘱和注意事项五项内容制定操作程序和评分标准。因此，本书各章椅旁四手护理操作技术在术前护理和术后护理两方面的操作程序和评分标准均以此为范本，不再重复论述；而其他内容因在不同专业或疾病的治疗方法不同，其护理程序也各有特点，在各章节中将有针对性地详细阐述。

附:椅旁四手操作护理技术标准评分细则

项　目	内　容	扣分标准	扣分
理论知识（6分）	定义或目的 适应证	未掌握 未掌握	−3 −3
用物准备（10分）	常规:一次性检查盘 干棉球 酒精棉球 吸引器 胸巾 口杯 纸巾 镜子等 器械:根据各项操作视情况准备用物 材料:根据各项操作视情况准备用物	用物准备不齐全 未检查器械的工作状态 未检查仪器的功能 未核对物品名称、有效期、品质	−3 −2 −2 −3
术前护理（18分）	①环境准备:诊室整洁、明亮、安全、舒适,口腔综合治疗椅功能正常。	环境准备不规范	−2
	②标准预防:衣帽整洁—洗手(按六步洗手法)—戴口罩、防护镜。	标准预防不规范	−5
	③患者准备:接诊患者,安排就位,戴好胸巾、防护镜;准备纸巾、口杯,指导患者术前漱口;对患者进行评估并进行有效的沟通,做好心理护理。	患者准备不规范 心理护理不到位	−2 −2
	④用物准备:做到三查七对,清洁用物准备妥当并合理摆放,洗手戴手套,准备无菌用物。	违反无菌原则	−3
	⑤调节椅位和灯光:调整合适的椅位,并将灯朝向患者身体上部,然后打开灯光,将光源移至口腔相应位置。	椅位调节不规范 灯光调节不规范	−2 −2
术中护理（54分）	①检查器械传递:左手持探针一侧末端,右手持口镜非工作末端同时传递于医生进行口腔检查。	检查器械传递不规范/未传递	−1/−2
	②正确使用涡轮手机:根据工作需要选择合适的涡轮手机和车针并正确安装,操作前后做好涡轮手机的养护工作。	涡轮手机未安装 车针选择不正确 车针未传递	−2 −2 −2

续表

项　目	内　容	扣分标准	扣分
术中护理(54分)	③器械传递与交换:护士应用标准、平行的传递法,即在患者颏下和上胸之间,将器械平行传递于医生手中,传递时做到及时、准确、无误,以便医生接住器械后就可以直接使用器械。临床上常用器械传递方法有执笔式器械传递与掌-拇指握持传递;器械交换方法有:单手平行交换与双手传递交换。	器械传递不规范/未传递(视情况酌情扣分) 器械交换不规范/未交换(视情况酌情扣分) 违反无菌原则 配合不默契 操作紧张慌乱	-8/-16 -8/-16 -3 -2 -2
	④吸引器使用:护士右手握持吸引器,将其工作端平行于牙的颊或舌面,使其边缘与牙面平齐,放置于操作点位或磨牙后区位,吸引时不可影响医生的视线和口腔内器械操作。	吸唾方式不规范	-3
	⑤调节灯光:操作过程中及时调节灯光,以保证术野的清晰明亮,注意光源距离与口腔保持一定的高度以不影响医护操作为原则。	灯光调节不规范	-2
	⑥心理护理:在治疗过程中护士要及时观察患者的反应,对治疗过程中引起的疼痛或不适做好解释和安抚,以便消除患者紧张的情绪,积极配合医生完成操作。	心理护理不到位	-2
术后护理(12分)	①患者护理:取下胸巾、防护镜,调整椅位,嘱患者漱口,递镜子、纸巾协助患者整理容貌。	患者护理不规范	-2
	②整理用物:去除治疗盘、器械、三用枪工作头、涡轮手机并进行初步处理后分类放置;去除防污膜、冲洗痰盂和口腔综合治疗椅排水管道;弃去吸引器、口杯。	整理用物不规范	-3
	③口腔综合治疗椅清洁消毒:遵循从洁到污的原则(参照口腔综合治疗椅终末清洁消毒操作流程)。	口腔综合治疗椅清洁消毒不规范	-2
	④个人防护:洗手去除防护镜和口罩。	标准预防不规范	-2
	⑤术后医嘱和注意事项:附后。	术后医嘱不全	-3

注意事项

(1) 严格遵守三查七对,加强无菌观念。

(2) 及时观察患者病情,做好心理护理。

(3) 熟练掌握四手操作技术。

四、调拌护理操作评分细则

材料调拌技术是口腔护理操作技术中的一个基础操作,贯穿于椅旁四手操作技术的各个章节中,调拌技术的好坏将直接影响材料的性能和治疗的成败,本书详尽介绍了玻璃离子粘固剂、磷酸锌粘固剂、氧化锌丁香油粘固剂、聚羧酸锌粘固剂、牙周塞治剂五种常见材料的调拌。

(一) 玻璃离子粘固剂调拌护理操作评分细则

项　目	内　容	扣分标准	扣分
性能(3分)	色泽与天然牙色接近,是一种电和热的不良导体,刺激性小,具有良好的粘结性及防龋作用,但其机械强度较低;体积稳定,热膨胀率与牙体相似,但有轻微的固化收缩和吸水膨胀。	未掌握	−3
用途(3分)	暂时性封药;乳牙所有洞形的修复;恒牙三、五类洞的修复;深龋的垫底衬洞。	未掌握	−3
用物准备(6分)	无菌镊 干棉球 酒精棉球 水棉球 塑料调拌刀 调拌纸 手套 小铺巾 玻璃离子粘固粉和液	用物准备不齐全 未核对物品名称、有效期、品质	−3 −3
操作前(10分)	①环境准备:整洁、明亮、安全、舒适;适宜的温度、湿度。	环境准备不规范	−2
	②标准预防:衣帽整洁—洗手(按六步洗手法)—戴口罩。	标准预防不规范	−5
	③用物准备:做到三查七对,清洁用物准备妥当并合理摆放好后,洗手戴手套,准备无菌用物。	违反无菌原则	−3

续表

项　目	内　容	扣分标准	扣分
操作中（68 分）	①检查：查看患者口腔内患牙洞型的形态、大小，以便准备适量的材料。	未检查洞型	−2
	②取粉：轻拍粉瓶，以松散瓶内粉末。打开瓶盖，将瓶盖朝上置于工作台面上，用计量匙舀出适量粉剂置于调拌纸上。取出后的粉不可倒回瓶内，及时盖回瓶盖，以免粉剂受潮。	取粉液顺序倒置 未松散粉末 取粉不等量 未及时盖回瓶盖	−2 −3 −3 −2
	③取液：将瓶身垂直倒置，轻弹瓶身以排除材料内的气泡。打开瓶盖将适量比例的液体滴于调拌纸上，粉和液距离 3 ~ 4cm。及时盖回瓶盖，以免瓶口受污染。	瓶身未垂直倒置 液体未排气泡 取液不等量	−3 −3 −3
	④分粉：将粉均匀分成两份。	粉末先分成两等份	−3
	⑤调拌：先用塑料调拌刀将液体摊平，加入第一份粉末调拌 15 秒，再将第二份粉末加入调拌 15 秒。调拌时左手固定于调拌纸两侧边缘，调拌刀平贴调拌纸顺时针旋转推开法调拌。玻璃离子粘固剂材料调拌过程中容易产生气泡，故调拌时要尽量将塑料调拌刀贴近调拌纸调拌，以减少气泡的产生。	液未先摊开 手固定位置不正确 未顺时针调拌 调拌刀角度不正确 粉末撒出调拌纸 未在规定时间内完成 调拌中途加粉加液	−2 −2 −3 −2 −2 −3 −5
	⑥成型：调拌完成后将材料集中，用塑料调拌刀将材料堆起。调拌好的材料应成糊状，材料表面细腻有光泽，具有足够的操作时间。	材料未集中 材料不均匀 材料过黏、过硬 材料无光泽 总量过多、过少	−2 −3 −5 −5 −5
	⑦要点： a. 全过程遵循无菌操作技术。 b. 操作熟练。	违反无菌原则 操作紧张慌乱	−3 −2
操作后（10 分）	①整理用物：弃去调拌纸，调拌刀用水棉球清洁干净，分类放置材料；用酒精棉球擦拭外包装后归位放置。	整理用物不规范	−3
	②个人防护：脱手套，洗手去除口罩。	标准预防不规范	−2
	③注意事项：附后。	理论知识未掌握	−5

注意事项

(1) 严格遵守三查七对,加强无菌观念。

(2) 严格按产品说明书中水、粉比例和时间进行操作和调和。

(3) 调拌时只能将粉加入液中,不可加液体于粉中。

(4) 不可使用金属调拌刀。如果使用金属调拌刀会出现腐蚀现象,会使调拌好的材料变色。

(5) 玻璃离子材料对水敏感,使用时应保持局部干燥,充填后用凡士林或产品配套专用材料涂抹隔湿。

(二) 磷酸锌粘固剂调拌护理操作评分细则

项　目	内　容	扣分标准	扣分
性能 (3分)	抗压强度高,不导热、不导电,是一种很好的绝缘体;可释放游离磷酸,对牙髓和牙龈产生刺激。	未掌握	-3
用途 (3分)	用于牙体缺损的暂时性和较长期充填修复;用于深龋间接垫底及中龋直接垫底;用于修复粘固桩或钉。	未掌握	-3
用物准备 (6分)	无菌镊 干棉球 酒精棉球 水棉球 粘固粉 调拌刀 玻璃板 手套 小铺巾 磷酸锌粘固粉和液	用物准备不齐全 未核对物品名称、有效期、品质	-3 -3
操作前 (10分)	同玻璃离子粘固剂调拌护理操作评分细则。		
操作中 (68分)	①检查:查看患者口腔内患牙洞型的形态、大小,以便准备适量的材料。	未检查洞型	-2
	②取粉:轻拍粉瓶,以松散瓶内粉末。打开瓶盖,将瓶盖朝上置于工作台面上,用计量匙舀出适量粉剂置于玻璃板上。取出后的粉不可倒回瓶内,及时盖回瓶盖,以免粉剂受潮。	取粉液顺序倒置 未松散粉末 取粉不等量 未及时盖回瓶盖	-2 -3 -3 -2
	③取液:将瓶身垂直倒置,轻弹瓶身以排除材料内的气泡。打开瓶盖将适量的液体滴于玻璃板上,粉和液距离3~4cm。及时盖回瓶盖,以免瓶口受污染。	瓶身未垂直倒置 液体未排气泡 取液不等量	-3 -3 -3

续表

项　目	内　容	扣分标准	扣分
操作中（68分）	④分粉：将粉分成三份，第一份占总量的1/2，第二份占总量的1/4，第三份占总量的1/4。	粉末先分成三份	−3
	⑤调拌：先将第三份粉末加入液体中调拌15秒至牛乳状，然后加入第二份粉末调拌15秒，最后加入第一份粉末调拌30秒。调拌时左手固定于玻璃板两侧边缘，调拌刀平贴玻璃板快速顺时针旋转，以扩散、集中的方式将材料调拌均匀。	液未先摊开 手固定位置不正确 未顺时针调拌 调拌刀角度不正确 粉末撒出玻璃板 未在规定时间内完成 调拌中途加粉加液	−2 −2 −3 −2 −2 −3 −5
	⑥成型：待材料调拌均匀后用折叠法将材料收拢，调拌好的材料应成型，材料表面细腻有光泽，具有足够的操作时间。	材料未集中 材料不均匀 材料过黏、过硬 材料无光泽 总量过多、过少	−2 −3 −5 −5 −5
	⑦要点： a. 全过程遵循无菌操作技术。 b. 操作熟练。	违反无菌原则 操作紧张慌乱	−3 −2
操作后（10分）	①整理用物：调拌刀、玻璃板用水棉球清洁干净，分类放置材料；用酒精棉球擦拭外包装后归位放置。	整理用物不规范	−3
	②个人防护：脱手套，洗手去除口罩。	标准预防不规范	−2
	③注意事项：附后。	理论知识未掌握	−5

注意事项

（1）严格遵守三查七对，加强无菌观念。

（2）严格按产品说明书中水、粉比例和时间进行操作和调和。

（3）调拌时只能将粉加入液中，不可加液体于粉中。

（4）用于垫底时调拌成面团状；暂时充填时，调拌成稠糊状；粘结修复体时，调拌成拉丝状。

（5）按比例调拌材料：粉末量多时，会使材料的抗压强度和黏性降低。反之粉末量少时，同样会使材料的抗压强度降低。

（三）氧化锌丁香油粘固剂调拌护理操作评分细则

项　目	内　容	扣分标准	扣分
性能 (3分)	强度较低,不足以承受咀嚼力,因此多用作低强度垫底;该材料不导热、不导电、有X线阻射作用;可溶于唾液,与唾液长时间接触将被逐渐溶解破坏,故不能作为永久充填材料。	未掌握	−3
用途 (3分)	作基底,但对复合树脂有阻聚作用不能用作复合树脂充填的基底;暂时性封药及深龋安抚;组织处理剂,用于牙槽外科或牙周组织手术后的塞治剂。	未掌握	−3
用物准备 (6分)	无菌镊　干棉球　酒精棉球　粘固粉调拌刀　玻璃板　手套　小铺巾　氧化锌丁香油粘固粉和液 滴管	用物准备不齐全 未核对物品名称、有效期、品质	−3 −3
操作前 (10分)	同玻璃离子粘固剂调拌护理操作评分细则。		
操作中 (68分)	①检查:查看患者口腔内患牙洞型的形态、大小,以便准备适量的材料。	未检查洞型	−2
	②取粉:轻拍粉瓶,以松散瓶内材料。打开瓶盖,将瓶盖朝上,用计量匙舀出适量粉剂置于玻璃板上。取出后的粉不可倒回瓶内,及时盖回瓶盖,以免粉剂受潮。	取粉液顺序倒置 未松散粉末 取粉不等量 未及时盖回瓶盖	−3 −3 −3 −2
	③取液:打开瓶盖用滴管取适量液体滴于玻璃板上,粉和液距离3～4cm。及时盖回瓶盖,以免瓶口受污染。	取液不等量	−3
	④分粉:将粉分成三份,第一份占总量的1/2,第二份占总量的1/4,第三份占总量的1/4。	粉未先分成三份	−3
	⑤调拌:先将第三份粉末加入液体中调拌15秒至牛乳状,然后加入第二份粉末调拌15秒,最后加入第一份粉末调拌30秒。调拌时左手固定于玻璃板两侧边缘,调拌刀平贴玻璃板快速顺时针旋转,以扩散、集中的方式将材料调拌均匀。	液未先摊开 手固定位置不正确 未顺时针调拌 调拌刀角度不正确 粉末撒出玻璃板 未在规定时间内完成 调拌中途加粉加液	−3 −2 −3 −3 −2 −3 −5

续表

项　目	内　容	扣分标准	扣分
操作中 （68分）	⑥成型：待材料调拌均匀后用折叠法将材料收拢，调拌好的材料应成型，材料细腻有光泽，具有足够的操作时间。	材料未集中 材料不均匀 材料过黏、过硬 材料无光泽 总量过多、过少	−3 −5 −5 −5 −5
	⑦要点： a. 全过程遵循无菌操作技术。 b. 操作熟练。	违反无菌原则 操作紧张慌乱	−3 −2
操作后 （10分）	同磷酸锌粘固剂调拌护理操作评分细则。		

注意事项

（1）严格遵守三查七对，加强无菌观念。

（2）严格按产品说明书中水、粉比例和时间进行操作和调和。

（3）调拌时只能将粉加入液中，不可加液体于粉中。

（4）作垫底时调拌稠些；作暂封时可调拌稀些。

（四）聚羧酸锌粘固剂调拌护理操作评分细则

项　目	内　容	扣分标准	扣分
性能 （3分）	为不良导体，对牙齿刺激性小，但不能刺激修复性牙本质形成；抗压强度比磷酸锌粘固剂低，抗张强度比磷酸锌粘固剂高；对牙釉质和牙本质有较大的粘结力。	未掌握	−3
用途 （3分）	用于桩核及冠桥的粘固；用于垫底或作为洞衬剂。	未掌握	−3
用物准备 （6分）	无菌镊 干棉球 酒精棉球 塑料调拌刀 调拌纸 手套 小铺巾 聚羧酸锌粘固粉和液	用物准备不齐全 未核对物品名称、有效期、品质	−3 −3
操作前 （10分）	同玻璃离子粘固剂调拌护理操作评分细则。		

续表

项　目	内　容	扣分标准	扣分
操作中（68 分）	①检查：查看患者口腔内患牙洞型的形态、大小，以便准备适量的材料。	未检查洞型	−2
	②取粉：轻拍粉瓶，以松散瓶内材料。打开瓶盖，将瓶盖朝上，用计量匙舀出适量粉剂置于调拌纸上。取出后的粉不可倒回瓶内，及时盖回瓶盖，以免粉剂受潮。	取粉液顺序倒置 未松散粉末 取粉不等量 未及时盖回瓶盖	−2 −3 −3 −2
	③取液：将瓶身垂直倒置，轻弹瓶身以排除材料内的气泡。打开瓶盖将适量比例的液体滴于调拌纸上，粉和液距离 3 ~ 4cm。及时盖回瓶盖，以免瓶口受污染。	瓶身未垂直倒置 液体未排气泡 取液不等量	−3 −3 −3
	④分粉：将粉均匀分成两份。	粉未先分成两等份	−3
	⑤调拌：先用塑料调拌刀将液体摊平，加入第一份粉末调拌 15 秒，继加入第二份粉末调拌 15 秒。调拌时左手固定于调拌纸两侧边缘，调拌刀平贴调拌纸快速顺时针旋转，聚羧酸锌粘固材料调拌过程中容易产生气泡，故调拌时要将塑料调拌刀贴近调拌纸调拌，以减少气泡的产生。	液未先摊开 手固定位置不正确 未顺时针调拌 调拌刀角度不正确 粉末撒出调拌纸 未在规定时间内完成 调拌中途加粉加液	−2 −2 −3 −2 −2 −3 −5
	⑥成型：调拌完成后将材料集中，用塑料调拌刀将材料堆起。调拌好的材料应成糊状，材料细腻有光泽，具有足够的操作时间。	材料未集中 材料不均匀 材料过黏、过硬 材料无光泽 总量过多、过少	−2 −3 −5 −5 −5
	⑦要点： a. 全过程遵循无菌操作技术。 b. 操作熟练。	违反无菌原则 操作紧张慌乱	−3 −2
操作后（10 分）	同玻璃离子粘固剂调拌护理操作评分细则。		

注意事项

（1）严格遵守三查七对，加强无菌观念。

(2) 严格按产品说明书中水、粉比例和时间进行操作和调和。

(3) 调拌时只能将粉加入液中,不可加液体于粉中。

(4) 用于垫底时调拌成面团状;粘结修复体时,调拌成拉丝状。

(5) 液体自瓶中取出立即调拌,否则聚丙烯酸内的水分蒸发使液体变稠,影响其性能。

(五) 牙周塞治剂调拌护理操作评分细则

项　目	内　容	扣分标准	扣分
性能(3分)	牙周手术治疗后的一种特殊敷料,具有保护伤口,防止术后出血,避免感染,减少疼痛,促进组织愈合,暂时固定松动牙等作用。	未掌握	-3
用途(3分)	用于牙龈切除术、翻瓣术或骨成形术。	未掌握	-3
用物准备(6分)	无菌镊 干棉球 酒精棉球 玻璃板 调拌刀 小铺巾 手套 牙周塞治剂 丁香油 滴管	用物准备不齐全 未核对物品名称、有效期、品质	-3 -3
操作前(10分)	同玻璃离子粘固剂调拌护理操作评分细则。		
操作中(68分)	①检查:查看患者牙周手术面积的形态、大小,以便准备适量的材料。	未检查洞型	-2
	②取粉:轻拍粉瓶,以松散瓶内材料。打开瓶盖,将瓶盖朝上,用计量匙舀出适量粉剂置于玻璃板上。取出后的粉不可倒回瓶内,及时盖回瓶盖,以免粉剂受潮。	取粉液顺序倒置 未松散粉末 取粉不等量 未及时盖回瓶盖	-3 -3 -3 -2
	③取液:按3∶1粉液比例用滴管取适量液体滴于玻璃板上,粉和液距离3～4cm;及时盖回瓶盖,以免瓶口受污染。	取液不等量	-3
	④分粉:将粉分成三份,第一份占总量的1/2,第二占份总量的1/4,第三份各占总量的1/4。	粉未先分成三份	-3

续表

项　目	内　容	扣分标准	扣分
操作中（68 分）	⑤调拌：先将第三份粉末加入液体中调拌 15 秒，然后将第二份粉末加入调拌 15 秒，最后将第一份粉末加入调拌 30 秒。调拌时左手固定于玻璃板两侧边缘，调拌刀平贴玻璃板快速顺时针旋转，以扩散、集中的方式将材料调拌均匀。	液未先摊开 手固定位置不当 未顺时针调拌 调拌刀角度不正确 粉末撒出玻璃板 未在规定时间内完成 调拌中途加粉加液	−3 −2 −3 −3 −2 −3 −5
	⑥成型：待材料调拌均匀后用折叠法将材料收拢，调拌好的材料应成面团状，形成与手术创口相似的条形，材料细腻有光泽，具有足够的操作时间。	材料未集中 材料不均匀 材料过黏、过硬 材料无光泽 总量过多、过少	−3 −5 −5 −5 −5
	⑦要点： a. 全过程遵循无菌操作技术。 b. 操作熟练。	违反无菌原则 操作紧张慌乱	−3 −2
操作后（10 分）	同磷酸锌粘固剂调拌护理操作评分细则。		

注意事项

（1）严格遵守三查七对，加强无菌观念。

（2）严格按产品说明书中水、粉比例和时间进行操作和调和。

（3）调拌时只能将粉加入液中，不可加液体于粉中。

（4）牙周塞治剂的硬度要适中：牙龈切除术时，塞治剂应较硬，起到压迫止血的作用；翻瓣术或骨成形术时，塞治剂应软些，避免过度压迫软组织或使软组织移位，不利于创口愈合。

（5）温度和湿度是影响牙周塞治剂凝固的因素，夏天空气温度高、湿度大，材料凝固快；冬天空气干燥湿度小，材料凝固较慢。

第二章 牙体牙髓治疗护理配合

牙体牙髓治疗的护理配合是以牙体牙髓病学及护理学为基础，根据牙体牙髓病的治疗操作步骤，采用专业的四手操作技术，与口腔医生默契配合，从而有效地提高工作效率，防止交叉感染。本章主要介绍了龋洞充填术、根管治疗术、根尖手术等的护理配合、注意事项及评分细则。

一、橡皮障隔离法护理操作评分细则

项　目	内　容	扣分标准	扣分
目的 (3分)	隔绝唾液、龈沟液及血液的污染，使术区视野干燥清楚；防止口镜镜面形成气雾；防止误吸和误吞器械、冲洗液及修复材料产生的碎屑；防止软组织误伤；有效减少口腔微生物对环境的污染，对于口腔感染的控制起到非常重要的作用。	未掌握	-3
适应证 (3分)	须进行牙体牙髓病治疗的患牙。	未掌握	-3
用物准备 (10分)	常规器物：一次性检查盘　干棉球　吸引器　胸巾　口杯　纸巾　镜子等 橡皮障套盒：橡皮膜　支架　打孔器　橡皮障夹　橡皮障钳　弹力固定线 材料：封闭剂等	用物准备不齐全 未检查器械的工作状态 未检查仪器的功能 未核对物品名称、有效期、品质	-3 -2 -2 -3
术前护理 (18分)	同椅旁四手操作护理技术标准评分细则。		

续表

项 目	内 容	扣分标准	扣分
术中护理（54分）	①口腔检查：左手持探针一侧末端，右手持口镜非工作末端同时传递于医生进行口腔检查。	检查器械传递不规范/未传递	-1/-3
	②孔的定位：在橡皮膜的左上角打一孔为定位孔，根据治疗牙确定打孔的位置。	孔定位不规范	-4
	③打孔：按牙齿大小在打孔器工作端转盘上对好位置果断使力，多牙打孔时下颌牙从后往前打孔，上颌牙从前往后打孔。橡皮障上的孔要求边缘整齐，大小合适，并及时清除打孔器孔内的橡皮膜。	打孔不规范	-5
	④涂润滑剂：将橡皮膜朝向牙齿的一面在打孔区周围涂上一层润滑剂，同时将蘸有润滑剂的棉签传递于医生润滑患者口角。	润滑剂未准备 棉签未传递	-3 -3
	⑤安装橡皮障：选择匹配的橡皮障夹，将橡皮障夹穿过已打好孔的橡皮膜，再用橡皮障钳撑开橡皮障夹，锁好关节，传递于医生；同时拉住橡皮膜的游离端并协助医生安装橡皮障。	橡皮障夹选择不正确 橡皮障钳的使用不规范 橡皮障传递不规范/未传递	-3 -3 -1/-3
	⑥牙颈部的处理：遵医嘱传递合适的器械于医生，将孔周的橡皮膜套入牙颈部（或传递弹力固定线将牙齿四周的橡皮膜压入牙缝，并固定）。若边缘封闭不严密准备封闭剂供医生封闭边缘，达到隔湿效果。	器械传递不规范/未传递 封闭剂未准备	-1/-3 -3
	⑦撑开橡皮膜：将橡皮障支架置于患者口腔合适的部位，同时协助医生共同将橡皮膜游离部分用支架在口外撑开，避免遮住患者的鼻子。	未协助医生撑开橡皮膜	-4
	⑧拆卸橡皮障：遵医嘱进行下一步治疗的护理配合，待治疗结束后，传递橡皮障钳于医生，取下橡皮障夹（若使用弹力固定线则须先传递牙用镊将其取下），最后将橡皮膜和支架一并取出。	橡皮障钳的传递方式不规范/未传递	-1/-3

续表

项　目	内　容	扣分标准	扣分
术中护理（54 分）	⑨要点： a. 全过程遵循无菌操作技术。 b. 保持术野清晰，及时调节灯光、吸唾吸尘。 c. 观察患者反应做好心理护理。 d. 操作熟练配合默契。	违反无菌原则 吸唾方式不规范 灯光调节不规范 心理护理不到位 配合不默契 操作紧张慌乱	-3 -3 -2 -2 -2 -2
术后护理（12 分）	同椅旁四手操作护理技术标准评分细则。		

健康指导

1. 术前

（1）介绍橡皮障隔离法的操作步骤、治疗时间，解释橡皮障隔湿的优点。

（2）指导患者在治疗过程中用鼻呼吸，如有不适举左手示意，不可随意说话、起身、蹬腿、扭动身躯等。

2. 术后

（1）告知患者治疗结束后如出现唇、颊黏膜和口周软组织的轻度不适，可能与橡皮障夹压迫有关，不需处理，如有明显不适及时告知医生对症处理。

（2）注意口腔卫生；定期进行口腔检查。

注意事项

（1）操作前检查器械的性能，发现异常应及时更换。

（2）禁止从患者的头面部传递器械，防止误伤。

（3）打孔时用力果断，保证孔的边缘整齐，如果橡皮膜撕裂应立即更换。

（4）协助橡皮障的定位及安装，暴露治疗牙，完全覆盖口腔，避免遮住患者的鼻子。

（5）操作过程中应及时吸唾，注意观察患者的生命体征，保持呼吸道通畅，确保患者安全。

二、银汞合金修复术护理操作评分细则

项　目	内　容	扣分标准	扣分
目的（3 分）	去除龋坏组织，恢复牙体外形及咬合功能。	未掌握	-3
适应证（3 分）	Ⅰ类洞、Ⅱ类洞、后牙Ⅴ类洞；可摘义齿基牙的修复；大面积缺损时配合附加固位钉的修复；冠修复前的牙体充填。	未掌握	-3

续表

项　目	内　容	扣分标准	扣分
用物准备（10分）	常规器物：一次性检查盘　干棉球　酒精棉球　吸引器　胸巾　口杯　纸巾　镜子等 备洞充填器物：高低速涡轮手机　各型车针　挖器　银汞合金充填器　银汞合金输送器　银汞合金磨光器　银汞合金雕刻器　银汞合金调拌机等 材料：盖髓材料　垫底材料　银汞合金胶囊等	用物准备不齐全 未检查器械的工作状态 未检查仪器的功能 未核对物品名称、有效期、品质	−3 −2 −2 −3
术前护理（18分）	同椅旁四手操作护理技术标准评分细则。		
术中护理（54分）	①口腔检查：左手持探针一侧末端，右手持口镜非工作末端同时传递于医生进行口腔检查。	检查器械传递不规范/未传递	−1/−2
	②制备洞型：安装高速涡轮手机并选择合适的球钻传递于医生以扩大洞口；当龋洞已扩大，再传递挖器于医生去除龋坏组织；然后根据需要选择合适的车针传递于医生制备修整洞型；最后传递探针于医生探查洞底龋坏组织是否去净，有无穿髓孔，是否达到抗力和固位要求。	涡轮手机未安装 车针选择不正确 车针未传递 挖器传递不规范/未传递 探针传递不规范/未传递	−2 −2 −2 −1/−3 −1/−3
	③隔湿、干燥：制备洞型完成后嘱患者漱口，协助医生隔湿、干燥。	未协助隔湿干燥	−2
	④窝洞消毒：传递酒精棉球于医生消毒窝洞。	酒精棉球未传递	−2
	⑤银汞合金调拌：根据洞型大小，选择合适剂量的银汞合金胶囊。调拌时，先捏住胶囊两端向中间按压，使胶囊内合金粉和汞混合后装上银汞合金调拌器，调整好时间后，按动旋钮自动调节，时间宜在20～40秒内。	银汞合金胶囊大小选择不正确 调拌时间不正确	−3 −3

续表

项　目	内　容	扣分标准	扣分
术中护理（54分）	⑥充填：护士用左手拇指、食指握持银汞输送器向右手握持的银汞合金胶囊内灌装银汞合金并传递于医生，左手小指持银汞充填器非工作端与银汞输送器少量多次交替传递于医生直至完成窝洞充填。	未装入银汞输送器 银汞合金输送器传递不规范/未传递 充填器传递不规范/未传递	-1/-3 -1/-3 -1/-3
	⑦刻形：嘱患者轻轻咬合，检查有无高点，视情况传递挖器或充填器于医生去除多余的银汞合金；然后传递银汞合金雕刻器于医生雕刻牙面外形。	雕刻器传递不规范/未传递	-1/-3
	⑧精修磨光：充填24小时后传递银汞磨光器或合适的车针于医生进行磨光并调整修复体锐利边缘。	银汞磨光器未传递 车针未传递	-2 -2
	⑨要点： a. 全过程遵循无菌操作技术。 b. 保持术野清晰，及时调节灯光、吸唾吸尘。 c. 观察患者反应做好心理护理。 d. 操作熟练配合默契。	违反无菌原则 吸唾方式不规范 灯光调节不规范 心理护理不到位 配合不默契 操作紧张慌乱	-3 -3 -2 -2 -2 -2
术后护理（12分）	同椅旁四手操作护理技术标准评分细则。		

健康指导

1. 术前

(1) 介绍龋病的相关知识及银汞合金充填术的步骤、治疗时间、预后等。

(2) 指导患者在治疗过程中用鼻呼吸，避免误吞冲洗液等；如有不适举左手示意，不可随意说话、起身、蹬腿、扭动身躯等。

2. 术后

(1) 牙齿在治疗过程中会有轻度不适，一般会在治疗后1～2天内消失，如有明显不适及时就诊。

(2) 嘱患者2小时内禁食，24小时内不要用患侧咀嚼。

(3) 注意口腔卫生；定期进行口腔检查。

注意事项

(1) 严格遵守三查七对,加强无菌观念。

(2) 及时观察患者病情,做好心理护理。

(3) 汞的防护:工作室要有良好的通风;不能用手直接接触汞;充填后剩余的银汞合金要收集在盛有盐水或定型剂的瓶内,液面要高于剩余的银汞合金,防止其挥发;加强个人防护,戴好口罩、手套等;平时多饮开水、豆浆、牛奶有利于汞的排泄。

(4) 熟练掌握四手操作技术。

三、光固化复合树脂修复术护理操作评分细则

项　目	内　容	扣分标准	扣分
目的 (3分)	去除龋坏组织,恢复牙体外形及咬合功能,符合美观需求。	未掌握	−3
适应证 (3分)	充填修复各类洞型;前牙的美容修复,如畸形牙、外伤折断牙、关闭间隙等;全冠修复前的桩核制作。	未掌握	−3
用物 准备 (10分)	常规器物:一次性检查盘 干棉球 酒精棉球 吸引器 胸巾 口杯 纸巾 镜子等 备洞充填器物:高低速涡轮手机　各型车针　粘固粉充填器　树脂充填器　聚酯薄膜成形片　比色板　咬合纸　光固化机　楔子　调拌纸等 材料:复合树脂 自酸蚀粘结剂 打磨膏等	用物准备不齐全 未检查器械的工作状态 未检查仪器的功能 未核对物品名称、有效期、品质	−3 −2 −2 −3
术前护理 (18分)	同椅旁四手操作护理技术标准评分细则。		
术中护理 (54分)	①口腔检查:左手持探针一侧末端,右手持口镜非工作末端同时传递于医生进行口腔检查。	检查器械传递不规范/未传递	−1/−2

续表

项 目	内 容	扣分标准	扣分
术中护理（54分）	②窝洞预备：安装高速涡轮手机，传递球钻于医生以扩大洞口；当龋洞已扩大，再传递挖器去除龋坏组织；然后根据需要选择合适的车针传递于医生制备修整洞型；最后传递探针于医生探查洞底龋坏组织是否去净，有无穿髓孔。	涡轮手机未安装 车针选择不正确 车针未传递 挖器传递不规范/未传递 探针传递不规范/未传递	-2 -2 -2 -1/-3 -1/-3
	③隔湿、干燥：制洞完成后嘱患者漱口，协助医生隔湿、干燥。	未协助隔湿干燥	-2
	④色度选择：移开口腔综合治疗椅灯光，在自然光线下，根据邻牙的颜色，选择合适色度的复合树脂。	口腔综合治疗椅灯光未移除	-2
	⑤窝洞消毒：传递酒精棉球于医生消毒窝洞。	酒精棉球未传递	-2
	⑥牙面酸蚀、粘结：将蘸有粘结剂（自酸蚀型）的小毛刷传递于医生涂布牙面，反复涂擦10秒，协助吹干、光照。	粘结剂未传递 光照时间不正确	-3 -2
	⑦放置成型片：选择好宽度和长度适合的聚酯薄膜成型片传递于医生置于两牙之间，后牙用楔子固定于牙上。	成型片未传递	-2
	⑧窝洞充填：取适量树脂材料置于调拌纸上，传递充填器并快速递上准备好的树脂材料于医生分次填入窝洞，分层固化，直至窝洞充填完成。	树脂材料准备不规范 充填器传递不规范/未传递	-2 -1/-3
	⑨修整外形：待充填完成后，传递合适的车针于医生修整外形，去除邻面悬突；然后传递咬合纸于医生检查咬合情况，若有咬合高点更换车针调磨高点。	咬合纸未传递 车针未传递	-2 -2
	⑩抛光：安装低速涡轮手机并传递橡皮轮和打磨膏于医生进行抛光牙面。	涡轮手机未安装 车针未传递	-2 -2

续表

项　目	内　容	扣分标准	扣分
术中护理（54 分）	⑪要点： a. 全过程遵循无菌操作技术。 b. 保持术野清晰，及时调节灯光、吸唾吸尘。 c. 观察患者反应做好心理护理。 d. 操作熟练配合默契。	违反无菌原则 吸唾方式不规范 灯光调节不规范 心理护理不到位 配合不默契 操作紧张慌乱	−3 −3 −2 −2 −2 −2
术后护理（12 分）	同椅旁四手操作护理技术标准评分细则。		

健康指导

1. 术前

（1）介绍龋病的相关知识、复合树脂修复术的步骤、治疗时间、预后等。

（2）指导患者在治疗过程中用鼻呼吸，避免误吞碎屑及细小治疗器械等；如有不适举左手示意，不可随意说话、起身、蹬腿、扭动身躯等。

2. 术后

（1）牙齿在治疗后会有轻度不适，一般会在治疗后 1～2 天内消失；如有明显不适及时就诊。

（2）嘱患者避免咀嚼过硬食物，避免饮用过多的茶、咖啡、碳酸饮料等。

（3）注意口腔卫生；定期进行口腔检查。

注意事项

（1）严格遵守三查七对，加强无菌观念。

（2）及时观察患者病情，做好心理护理。

（3）窝洞处理不能用含酚及氧化锌类药物，以防影响光固化效果；光照时要保护术者的眼睛，应佩戴墨镜。

（4）熟练掌握四手操作技术。

四、急性牙髓炎应急处理护理操作评分细则

项　目	内　容	扣分标准	扣分
目的（3 分）	引流炎症渗出物和因之而形成的髓腔高压，以缓解剧痛。	未掌握	−3

续表

项 目	内 容	扣分标准	扣分
适应证（3分）	急性牙髓炎、外伤露髓。	未掌握	-3
用物准备（10分）	常规器物：一次性检查盘 干棉球 酒精棉球 棉签 吸引器 胸巾 口杯 纸巾 镜子等 开髓引流器物：高速涡轮手机 各型车针 拔髓针 注射器等 材料：麻醉药品 1%碘酊 根管冲洗液 丁香油 暂封膏等	用物准备不齐全 未检查器械的工作状态 未检查仪器的功能 未核对物品名称、有效期、品质	-3 -2 -2 -3
术前护理（18分）	同椅旁四手操作护理技术标准评分细则。		
术中护理（54分）	①口腔检查：左手持探针一侧末端，右手持口镜非工作末端同时传递于医生进行口腔检查。	检查器械传递不规范/未传递	-2/-5
	②麻醉：传递含1%碘酊的棉签于医生进行注射区消毒，护士左手拇指和食指持针筒部位，右手轻触护针帽，双手传递注射器，待医生接稳注射器后，左手固定注射器，右手拔出针帽进行麻醉。	注射器传递不规范/未传递	-2/-5
	③开髓：安装高速涡轮手机并选择锐利小圆钻或细裂钻传递于医生在龋洞近髓处穿通髓腔。	涡轮手机未安装 车针选择不正确 车针未传递	-3 -3 -3
	④拔髓：选择合适拔髓针传递于医生去除牙髓组织；然后传递根管冲洗液于医生进行冲洗根管内的腐败物质，同时协助吸唾。	拔髓针传递不规范/未传递 冲洗液传递不规范/未传递	-2/-5 -2/-5
	⑤隔湿：协助医生隔湿，然后传递吸潮纸尖或棉捻于医生干燥根管。	未协助隔湿 吸潮纸尖未传递	-2 -2
	⑥根管封药：传递蘸有根管消毒药物的小棉球于医生置于髓腔，然后用充填器取适量暂封膏传递于医生封闭窝洞，最后传递湿润的小棉球于医生平整局部。	棉球未传递 充填器传递不规范/未传递	-2 -2/-5

续表

项　目	内　容	扣分标准	扣分
术中护理（54分）	⑦要点： a. 全过程遵循无菌操作技术。 b. 保持术野清晰，及时调节灯光、吸唾吸尘。 c. 观察患者反应做好心理护理。 d. 操作熟练配合默契。	违反无菌原则 吸唾方式不规范 灯光调节不规范 心理护理不到位 配合不默契 操作紧张慌乱	−3 −3 −2 −2 −2 −2
术后护理（12分）	同椅旁四手操作护理技术标准评分细则。		

健康指导

1. 术前

（1）介绍急性牙髓炎应急处理的相关知识及治疗步骤、治疗时间、预后等。

（2）询问病史、药物过敏史并做好心理护理；指导患者在治疗过程中用鼻呼吸，避免误吞冲洗液、碎屑及细小治疗器械等；如有不适举左手示意，不可随意说话、起身、蹬腿、扭动身躯等。

2. 术后

（1）急性牙髓炎开髓封药后可能会出现不同程度的肿胀和疼痛，如症状严重，应及时就诊。

（2）嘱患者2小时内应尽量避免患侧咀嚼，避免患牙咬硬物，避免进食过冷过热的刺激性食物。

（3）注意口腔卫生；按时复诊。

注意事项

（1）严格遵守三查七对，加强无菌观念。

（2）及时观察患者病情，做好心理护理。

（3）熟练掌握四手操作技术。

五、牙髓失活术护理操作评分细则

项　目	内　容	扣分标准	扣分
目的（3分）	使牙髓逐渐坏死失去活力，有效地达到无痛状态。	未掌握	−3
适应证（3分）	各种牙髓炎局部麻醉效果不佳时。	未掌握	−3

续表

项 目	内 容	扣分标准	扣分
用物准备（10分）	常规器物：一次性检查盘 干棉球 酒精棉球 棉签 吸引器 胸巾 口杯 纸巾 镜子等 开髓失活器物：高速涡轮手机 各型车针 注射器 粘固粉充填器等 材料：麻醉药品 1%碘酊 牙髓失活剂 丁香油 暂封膏等	用物准备不齐全 未检查器械的工作状态 未检查仪器的功能 未核对物品名称、有效期、品质	−3 −2 −2 −3
术前护理（18分）	同椅旁四手操作护理技术标准评分细则。		
术中护理（54分）	①口腔检查：左手持探针一侧末端，右手持口镜非工作末端同时传递于医生进行口腔检查。	检查器械传递不规范/未传递	−2/−5
	②麻醉：传递含1%碘酊的棉签于医生进行注射区消毒，护士左手拇指和食指持针筒部位，右手轻触护针帽，双手传递注射器，待医生接稳注射器后，左手固定注射器，右手拔出针帽进行麻醉。	注射器传递不规范/未传递	−2/−5
	③开髓：安装高速涡轮手机并选择锐利小圆钻或细裂钻传递于医生在龋洞近髓处穿通髓腔。	涡轮手机未安装 车针选择不正确 车针未传递	−5 −5 −5
	④隔湿：协助医生隔湿，然后传递小棉球于医生擦干窝洞、止血。	未协助隔湿 小棉球未传递	−3 −3
	⑤封失活剂：用充填器取适量失活剂，用棉絮裹成球钻大小的小球形传递于医生置于露髓孔处；然后传递蘸有丁香油的小棉球于医生做缓冲。	失活剂未传递	−3
	⑥暂封窝洞：用粘固粉充填器取适量暂封膏传递于医生暂封窝洞，用牙用镊夹取湿润小棉球传递于医生以平整局部。	暂封膏未传递 小棉球未传递	−3 −3
	⑦要点： a. 全过程遵循无菌操作技术。 b. 保持术野清晰，及时调节灯光、吸唾吸尘。 c. 观察患者反应做好心理护理。 d. 操作熟练配合默契。	违反无菌原则 吸唾方式不规范 灯光调节不规范 心理护理不到位 配合不默契 操作紧张慌乱	−3 −3 −2 −2 −2 −2
术后护理（12分）	同椅旁四手操作护理技术标准评分细则。		

健康指导

1. 术前

(1) 介绍牙髓病的相关知识,牙髓失活术治疗的步骤、治疗时间、预后等。

(2) 询问病史、药物过敏史并做好心理护理;指导患者在治疗过程中用鼻呼吸,避免误吞碎屑及细小治疗器械等;如有不适举左手示意,不可随意说话、起身、蹬腿、扭动身躯。

2. 术后

(1) 牙髓失活术后可能会出现不同程度的肿胀和疼痛,如症状严重,应及时就诊。

(2) 嘱患者术后2小时内应尽量避免患侧咀嚼,避免患牙咬硬物,避免进食过冷过热的刺激性食物。

(3) 注意口腔卫生;嘱患者按时复诊。

注意事项

(1) 严格遵守三查七对,加强无菌观念。

(2) 及时观察患者病情,做好心理护理。

(3) 熟练掌握四手操作技术。

六、根管预备术护理操作评分细则

项　目	内　容	扣分标准	扣分
目的 (3分)	采用机械和化学的方法,清除根管内的感染物质,达到清洁、成形根管的目的。	未掌握	-3
适应证 (3分)	各类牙髓炎、根尖周炎、牙周牙髓联合病变的患牙;部分外伤或移植、再植的牙;因义齿修复和外科需要治疗的牙。	未掌握	-3
用物准备 (10分)	常规器物:一次性检查盘　干棉球　酒精棉球　吸引器　胸巾　口杯　纸巾　镜子等 根管预备器物:高低速涡轮手机　各型车针　挖器　粘固粉充填器　根管长度测量仪　根管锉　G型钻　拔髓针　光滑髓针　髓针柄　根管探针　唇钩　测量尺　注射器　小钢杯　眼科剪等 材料:根管润滑剂　根管冲洗液　根管消毒药物　各种型号牙胶尖　吸潮纸尖　暂封膏等	用物准备不齐全 未检查器械的工作状态 未检查仪器的功能 未核对物品名称、有效期、品质	-3 -2 -2 -3

续表

项　目	内　容	扣分标准	扣分
术前护理（18分）	同椅旁四手操作护理技术标准评分细则。		
术中护理（54分）	①口腔检查：左手持探针一侧末端，右手持口镜非工作末端同时传递于医生检查暂封物及患牙情况。	检查器械传递不规范/未传递	-1/-3
	②去除暂封材料：安装高速涡轮手机并选择合适的车针传递于医生去除暂封材料，协助吸唾。	涡轮手机未安装 车针选择不正确 车针未传递	-2 -2 -2
	③揭髓室顶：传递球钻于医生去除髓顶，暴露髓室底和根管口，建立进入根管的直线通路。	球钻未传递	-2
	④根管探查：传递小号根管锉于医生探查根管方向是否通畅。	根管锉传递不规范/未传递	-1/-3
	⑤拔髓：根据牙髓状况，选择合适拔髓针传递于医生去除牙髓组织；然后传递根管冲洗液于医生冲洗根管内的腐败物质，同时协助吸唾。	拔髓针传递不规范/未传递	-1/-3
	⑥根管预备、成形：传递小号锉于医生疏通根管；准备根管长度测量仪记录测量数值并将根管锉按型号依次摆放备用。再传递根管润滑剂于医生溶解根管内的软硬组织，然后依次将根管锉传递于医生扩挫成形根管，并及时传递根管冲洗液于医生冲洗根管。期间传递相应型号的牙胶尖或根管锉以协助医生拍试尖片并记录主锉号。	根管长度未记录 根管润滑剂传递不规范/未传递 根管锉未传递 传递顺序不准确 冲洗液传递不规范/未传递 主锉号未记录	-2 -1/-3 -2 -2 -1/-3 -2
	⑦根管消毒：根管预备后，传递吸潮纸尖于医生干燥根管，然后传递根管消毒药物于医生进行根管封药。	吸潮纸尖未传递 根管消毒药物未传递	-2 -2

续表

项　目	内　容	扣分标准	扣分
术中护理（54分）	⑧暂时封固：用充填器取适量暂封膏传递于医生暂封窝洞，并传递湿润小棉球于医生平整局部。	充填器传递不规范/未传递 小棉球未传递	-1/-3 -2
	⑨要点： a. 全过程遵循无菌操作技术。 b. 保持术野清晰，及时调节灯光、吸唾吸尘。 c. 观察患者反应做好心理护理。 d. 操作熟练配合默契。	违反无菌原则 吸唾方式不规范 灯光调节不规范 心理护理不到位 配合不默契 操作紧张慌乱	-3 -3 -2 -2 -2 -2
术后护理（12分）	同椅旁四手操作护理技术标准评分细则。		

健康指导

1. 术前

（1）介绍根管预备术的步骤、治疗时间、预后、并发症等。

（2）指导患者在治疗过程中用鼻呼吸，避免误吞冲洗液、碎屑及细小治疗器械等；如有不适举左手示意，不可随意说话、起身、蹬腿、扭动身躯等。

2. 术后

（1）在根管预备后可能出现不同程度的不适，轻度不适一般会在治疗后2～3天消失，如有明显肿胀及疼痛应及时就诊。

（2）嘱患者2小时内不要用患侧咀嚼，患牙避免咬硬物，避免进食过冷过热的刺激性食物。

（3）注意口腔卫生；嘱患者按时复诊。

注意事项

（1）严格遵守三查七对，加强无菌观念。

（2）及时观察患者病情，做好心理护理。

（3）准备根管预备器械时必须检查器械的性能，发现螺纹变形即时更换，防止折断；做好镍钛根管锉使用次数的记录。

（4）熟练掌握四手操作技术。

七、根管充填术护理操作评分细则

（一）侧压充填技术护理操作评分细则

项　目	内　容	扣分标准	扣分
目的 （3分）	用充填材料严密封闭、充填根管，以隔绝根管和根尖周组织的交通，防止再感染和促进愈合，从而保存患牙。	未掌握	-3
适应证 （3分）	同根管预备术护理操作评分细则。	未掌握	-3
用物 准备 （10分）	常规器物：一次性检查盘　干棉球　酒精棉球　吸引器　胸巾　口杯　纸巾　镜子等 根管充填器物：高速涡轮手机　各型车针　粘固粉充填器　根管锉　测量尺　侧压针　挖器　注射器　眼科剪　酒精灯　打火机等 材料：各种型号牙胶尖　吸潮纸尖　根充糊剂　根管冲洗液等	用物准备不齐全 未检查器械的工作状态 未检查仪器的功能 未核对物品名称、有效期、品质	-3 -2 -2 -3
术前护理 （18分）	同椅旁四手操作护理技术标准评分细则。		
术中 护理 （54分）	①口腔检查：左手持探针一侧末端，右手持口镜非工作末端同时传递于医生进行口腔检查。	检查器械传递不规范/未传递	-1/-2
	②去除暂封材料：安装高速涡轮手机并选择合适的车针传递于医生，配合去除暂封材料，协助吸唾。	涡轮手机未安装 车针选择不正确 车针未传递	-2 -2 -2
	③根管探查：将主锉测量好长度后传递于医生对根管进行通畅。	主锉未传递	-3
	④根管消毒：交替传递根管冲洗液于医生冲洗根管，并协助吸唾。	冲洗液传递不规范/未传递	-1/-3
	⑤根管干燥：传递相应型号的吸潮纸尖于医生干燥根管。	纸尖未传递	-3

续表

项　目	内　容	扣分标准	扣分
术中护理（54分）	⑥试主牙胶尖：根据根管长度及主尖锉号选用相应主牙胶尖，测量长度做好标记后传递于医生试尖，同时准备数根副牙胶尖消毒备用。	主牙胶尖选择错误 副牙胶尖未准备	-3 -2
	⑦根管充填：根据医嘱准备适量的根充糊剂，及时调拌成稀稠适中、均匀一致的糊状；随后传递蘸有根充糊剂的侧压针于医生将根充糊剂导入根管；然后传递蘸有根充糊剂的主牙胶尖于医生置于根管内，最后交替多次传递侧压针、副牙胶尖直至根充严密。	根充糊剂调拌方式/量/时间/性状不规范(1分/项) 牙胶尖未传递 侧压针未传递	-4 -3 -3
	⑧去除牙胶尖：传递挖器，及时点燃酒精灯供医生烧热挖器切断多余牙胶尖。	挖器传递不规范/未传递	-1/-3
	⑨暂时封固：传递暂封膏于医生暂封窝洞，然后传递湿润的小棉球于医生平整局部；嘱患者拍X线牙片，视根充效果再做永久性充填或冠修复。	暂封膏未传递 小棉球未传递	-3 -2
	⑩要点： a. 全过程遵循无菌操作技术。 b. 保持术野清晰，及时调节灯光、吸唾吸尘。 c. 观察患者反应做好心理护理。 d. 操作熟练配合默契。	违反无菌原则 吸唾方式不规范 灯光调节不规范 心理护理不到位 配合不默契 操作紧张慌乱	-3 -3 -2 -2 -2 -2
术后护理（12分）	同椅旁四手操作护理技术标准评分细则。		

健康指导

1. 术前

(1) 介绍根管充填术的步骤、治疗时间、预后、并发症等。

(2) 指导患者在治疗过程中用鼻呼吸，避免误吞冲洗液、碎屑及细小治疗器械等；如有不适举左手示意，不可随意说话、起身、蹬腿、扭动身躯等。

2. 术后

(1) 在根充后可能出现不同程度的不适，轻度不适一般会在治疗后2～3天消失。

如有明显肿胀及疼痛应及时就诊。

(2) 嘱患者2小时内应尽量避免患侧咀嚼,患牙避免咬硬物,避免进食过冷过热的刺激性食物。

(3) 充填后牙体组织变脆,为防止牙体崩裂,建议冠修复。

(4) 嘱患者注意口腔卫生,定期进行口腔检查。

注意事项

(1) 严格遵守三查七对,加强无菌观念。

(2) 及时观察患者病情,做好心理护理。

(3) 准备根管充填器械时必须检查器械的性能,发现螺纹变形即时更换,防止折断。

(4) 熟练掌握四手操作技术。

(二) 热牙胶垂直加压充填技术护理操作评分细则

项　目	内　容	扣分标准	扣分
目的(3分)	同侧压充填技术护理操作评分细则。	未掌握	-3
适应证(3分)	同根管预备术护理操作评分细则。	未掌握	-3
用物准备(10分)	常规器物:一次性检查盘　干棉球　酒精棉球　吸引器　胸巾　口杯　纸巾　镜子等 根管充填器物:高速涡轮手机　各型车针　粘固粉充填器　根管锉　测量尺　注射器　热牙胶充填系统(含主机　携热器　热牙胶注射枪　热牙胶等) 材料:大锥度牙胶尖　吸潮纸尖　根充糊剂　根管冲洗液等	用物准备不齐全 未检查器械的工作状态 未检查仪器的功能 未核对物品名称、有效期、品质	-3 -2 -2 -3
术前护理(18分)	同椅旁四手操作护理技术标准评分细则。		
术中护理(54分)	①口腔检查:左手持探针一侧末端,右手持口镜非工作末端同时传递于医生进行口腔检查。	检查器械传递不规范/未传递	-1/-2
	②去除暂封材料:安装高速涡轮手机并选择合适的车针传递于医生配合去除暂封材料,协助吸唾。	涡轮手机未安装 车针选择不正确 车针未传递	-2 -2 -2

续表

项　目	内　容	扣分标准	扣分
术中护理（54分）	③根管探查：将主锉测量好长度后传递于医生对根管进行通畅。	主锉未传递	-2
	④根管消毒：交替传递根管冲洗液于医生冲洗根管，并协助吸唾。	冲洗液传递不规范/未传递	-1/-2
	⑤根管干燥：传递相应型号的吸潮纸尖于医生干燥根管。	吸潮纸尖未传递	-2
	⑥试尖：根据根管长度及主尖锉号选用相应型号的大锥度牙胶尖，测量长度做好标记后传递于医生；试尖后消毒待用。	牙胶尖选择错误 未消毒	-2 -2
	⑦选择垂直加压器：大号垂直加压器可进入根管上1/3，中号垂直加压器达根管中1/3，小号垂直加压器达根管下段，距工作长度4mm左右。	垂直加压器选择不正确	-2
	⑧充填根尖部主根管及侧支根管：根据医嘱准备适量的根充糊剂，及时调拌成稀稠适中、均匀一致的糊状；随后传递蘸有根充糊剂的侧压针于医生将根充糊剂导入根管；再传递蘸有根充糊剂的主牙胶尖于医生置于根管内；然后传递携热器于医生去除根管口外的多余牙胶尖并用大号垂直加压器将牙胶尖向根尖方向加压，最后交替传递携热器和中、小号垂直加压器于医生软化根管中的牙胶尖并进行垂直加压，直至根管中上部侧支根管及根尖部主根管及侧支根管充填严密。	根充糊剂调拌方式/量/时间/性状不规范(1分/项) 侧压针未传递 牙胶尖未传递 携热器未传递 垂直加压器未传递	-4 -2 -2 -2 -2
	⑨充填根管中、上段主根管：传递热牙胶枪于医生将热牙胶注射于根管内，随后传递垂直加压器加压，重复数次至充填完成。	热牙胶枪未传递 垂直加压器未传递	-2 -2

续表

项 目	内 容	扣分标准	扣分
术中护理（54分）	⑩暂时封固：传递暂封膏于医生暂封窝洞，然后传递湿润的小棉球于医生平整局部；嘱患者拍X线牙片，视根充效果再做永久性充填或冠修复。	暂封膏未传递 小棉球未传递	-2 -2
	⑪要点： a. 全过程遵循无菌操作技术。 b. 保持术野清晰，及时调节灯光、吸唾吸尘。 c. 观察患者反应做好心理护理。 d. 操作熟练配合默契。	违反无菌原则 吸唾方式不规范 灯光调节不规范 心理护理不到位 配合不默契 操作紧张慌乱	-3 -3 -2 -2 -2 -2
术后护理（12分）	同椅旁四手操作护理技术标准评分细则。		

健康指导

1. 术前

(1) 介绍根管充填术的步骤、治疗时间、预后、并发症等。

(2) 指导患者在治疗过程中用鼻呼吸，避免误吞冲洗液、碎屑及细小治疗器械等；如有不适举左手示意，不可随意说话、起身、蹬腿、扭动身躯等。

2. 术后

(1) 在根充后可能出现不同程度的不适，轻度不适一般会在治疗后2～3天消失。如有明显肿胀及疼痛应及时就诊。

(2) 嘱患者2小时内应尽量避免患侧咀嚼，患牙避免咬硬物，避免进食过冷过热的刺激性食物。

(3) 充填后牙体组织变脆，为防止牙体崩裂，建议冠修复。

(4) 嘱患者注意口腔卫生，定期进行口腔检查。

注意事项

(1) 严格遵守三查七对，加强无菌观念。

(2) 及时观察患者病情，做好心理护理。

(3) 准备根管充填器械时必须检查器械的性能，发现螺纹变形即时更换，防止折断。

(4) 熟练掌握四手操作技术。

八、牙髓塑化治疗护理操作评分细则

项　目	内　容	扣分标准	扣分
目的 (3 分)	是将液态的塑化液导入到根管内,使它渗透到残存的病变牙髓组织和感染物质中和这些物质一起聚合,凝固于根管中,变成无害物质,达到消除病原刺激物,封闭根尖孔及侧副根管,防治根尖周病的目的。	未掌握	-3
适应证 (3 分)	不可复性牙髓炎、牙髓坏死、根尖周炎、根尖狭窄区未破坏者;根管较细或弯曲的各类患牙;根管器械折断不能取出而未超出根尖者。	未掌握	-3
用物 准备 (10 分)	常规器物:一次性检查盘　干棉球　酒精棉球　吸引器　胸巾　口杯　纸巾　镜子等 根管塑化器物:高速涡轮手机　各型车针　拔髓针　10 号~20 号根管锉　光滑髓针　挖器　粘固粉充填器　塑化剂调拌容器　注射器等 材料:塑化剂　根管冲洗液　磷酸锌粘固剂　氧化锌丁香油粘固剂等	用物准备不齐全 未检查器械的工作状态 未检查仪器的功能 未核对物品名称、有效期、品质	-3 -2 -2 -3
术前护理 (18 分)	同椅旁四手操作护理技术标准评分细则。		
术中 护理 (54 分)	①口腔检查:左手持探针一侧末端,右手持口镜非工作末端同时传递于医生进行口腔检查。	检查器械传递不规范/未传递	-1/-2
	②去除暂封物:安装高速涡轮手机并选择合适的车针传递于医生配合去除暂封材料,期间协助吸唾。	涡轮手机未安装 车针选择不正确 车针未传递	-2 -2 -2
	③揭髓室顶:传递球钻于医生去除髓顶,暴露髓室底和根管口,建立进入根管的直线通路;然后传递探针于医生探查髓室顶是否揭全。	球钻未传递 探针传递不规范/未传递	-2 -1/-2

续表

项　目	内　容	扣分标准	扣分
术中护理（54分）	④拔髓：根据牙髓状况，选择合适拔髓针传递于医生去除牙髓组织；然后传递根管冲洗液于医生冲洗根管内的腐败物质，同时协助吸唾。	拔髓针传递不规范/未传递 冲洗液传递不规范/未传递	−1/−2 −1/−2
	⑤根管预备：传递小号根管锉于医生疏通根管至根尖1/3近根尖孔处；然后传递根管冲洗液于医生冲洗根管；最后传递吸潮纸尖或棉捻于医生干燥根管。	根管锉传递不规范/未传递 冲洗液传递不规范/未传递 吸潮纸尖未传递	−1/−2 −1/−2 −2
	⑥配制塑化液：现配现用，根据产品说明的比例取塑化液于器皿中搅匀备用。	塑化液配制方式/量/时间不规范（1分/项）	−3
	⑦导入塑化液：传递光滑髓针或小号根管锉于医生导入塑化液，然后传递小棉球于医生吸干髓室中的塑化液，如此重复多次，最后一次导入塑化液后传递小棉球吸出髓室中多余液。	光滑髓针或根管锉传递不规范/未传递 小棉球未传递	1/−2 −2
	⑧封闭根管口，充填窝洞：调拌适量氧化锌丁香油粘固剂（参照氧化锌丁香油粘固剂调拌护理操作评分细则）备用，并传递探针于医生取氧化锌丁香油粘固剂置于根管口处，再传递蘸有塑化液的小棉球轻压、封闭根管口及髓室；然后调拌适量磷酸锌粘固剂（参照磷酸锌粘固剂调拌护理操作评分细则）备用，传递充填器于医生取调拌磷酸锌粘固剂垫底，再根据医嘱配合做永久性充填。	材料的调拌方式/量/时间/性状不规范（1分/项） 探针传递不规范/未传递 小棉球未传递 充填器传递不规范/未传递	−4 −1/−2 −2 −1/−3
	⑨要点： a. 全过程遵循无菌操作技术。 b. 保持术野清晰，及时调节灯光、吸唾吸尘。 c. 观察患者反应做好心理护理。 d. 操作熟练配合默契。	违反无菌原则 吸唾方式不规范 灯光调节不规范 心理护理不到位 配合不默契 操作紧张慌乱	−3 −3 −2 −2 −2 −2
术后护理（12分）	同椅旁四手操作护理技术标准评分细则。		

健康指导

1. 术前

（1）介绍塑化治疗的步骤、治疗时间、预后及塑化治疗后的牙齿变脆、变色等情况。

（2）指导患者在治疗过程中用鼻呼吸，避免误吞冲洗液、碎屑及细小治疗器械等；如有不适举左手示意，不可随意说话、起身、蹬腿、扭动身躯等。

2. 术后

（1）塑化治疗后可能出现不同程度的不适，轻度不适一般会在治疗后 2～3 天消失。如有明显肿胀及疼痛应及时就诊。

（2）嘱患者 2 小时内应尽量避免患侧咀嚼，患牙避免咬硬物，避免进食过冷过热的刺激性食物。

（3）注意口腔卫生，定期进行口腔检查。

注意事项

（1）严格遵守三查七对，加强无菌观念。

（2）及时观察患者，做好心理护理。

（3）调配塑化液时避免皮肤接触塑化液。塑化过程严格隔湿，避免塑化液外溢，引起黏膜组织化学伤，若塑化液体不慎损伤黏膜，在损伤处涂碘甘油。塑化液的凝固时间，在室温条件下为 5～15 分钟。

（4）熟练掌握四手操作技术。

九、根尖切除术护理操作评分细则

项　目	内　容	扣分标准	扣分
目的（3 分）	刮除根尖周病变组织并切除感染根尖，处理根尖残端，以促进根尖周病变组织的愈合。	未掌握	−3
适应证（3 分）	广泛的根尖周骨质破坏，保守治疗难以治愈者；无法进行常规根管治疗且根尖病变不愈者；如根管严重钙化、弯曲或已行桩冠者；大量超充或器械折断超出根尖者等。	未掌握	−3

续表

项　目	内　容	扣分标准	扣分
用物准备（10分）	常规器物：一次性检查盘　干棉球　酒精棉球　棉签　吸引器　胸巾　口杯　纸巾　镜子等 手术器物：无菌手套　无菌包1个（刀柄　刀片　持针器　血管钳　缝合针线　眼科剪　刮匙　牙龈分离器　骨膜分离器　骨凿　骨锉　无菌纱布　洞巾）高速涡轮手机　各型车针　注射器　引流条　榔头　打火机　酒精灯等 材料：麻醉药品　1%碘酊　碘伏　碘仿　牙周塞治剂　生理盐水　漱口液等	用物准备不齐全 未检查器械的工作状态 未检查仪器的功能 未核对物品名称、有效期、品质	−3 −2 −2 −3
术前护理（18分）	同椅旁四手操作护理技术标准评分细则。		
术中护理（54分）	①口腔检查：左手持探针一侧末端，右手持口镜非工作末端同时传递于医生进行口腔检查。备漱口液嘱患者漱口。	检查器械传递不规范/未传递 漱口液未准备	−1/−2 −2
	②麻醉：传递含1%碘酊的棉签于医生进行注射区消毒，护士左手拇指和食指持针筒部位，右手轻触护针帽，双手传递注射器，待医生接稳注射器后，左手固定注射器，右手拔出针帽进行麻醉。	棉签未传递 注射器传递不规范/未传递	−2 −1/−2
	③术区准备：传递含碘伏的棉球递于医生，消毒手术区域，并及时撤除检查盘。	棉球未传递 检查盘未撤除	−2 −2
	④开无菌包：打开无菌手术包，戴无菌手套，铺无菌巾，确认手术器械，刀片装上刀柄，持针器带缝合针线，准备好冲洗用物。	开无菌包不规范	−2
	⑤切开，翻瓣：传递手术刀于医生行黏膜切口；然后传递骨膜剥离器于医生进行翻瓣以便暴露被破坏的根尖区牙槽骨板。	手术刀传递不规范/未传递 骨膜剥离器传递不规范/未传递	−1/−2 −1/−2
	⑥去骨：传递骨凿或低速涡轮手机和球钻于医生去除部分骨块，以暴露根尖病灶。	骨凿传递不规范/未传递	−1/−2

续表

项　目	内　容	扣分标准	扣分
术中护理(54分)	⑦去除病变组织：传递刮匙于医生剥除囊肿或刮净尖周肉芽等病变组织，并传递纱布止血。	挖匙传递不规范/未传递	-1/-2
	⑧根尖切除：安装高速涡轮手机并传递裂钻于医生切除根尖2～3mm并制备洞型，然后传递打磨车针于医生修整牙根断面及根周骨质。	涡轮手机未安装 车针选择不正确 车针未传递	-2 -2 -2
	⑨根尖倒充：调拌充填材料，协助医生进行根尖倒充填（参照调拌护理操作评分细则）。	材料的调拌方式/量/时间/性状不规范（1分/项）	-4
	⑩冲洗创面：传递生理盐水于医生冲洗创口及术区。	冲洗液传递不规范/未传递	-1/-2
	⑪缝合：传递合适缝合针线于医生进行创口缝合，期间配合剪线；缝合完毕，遵医嘱调制牙周塞治剂（参照牙周塞治剂调拌护理操作评分细则）于医生敷于创口，以保护创面促进愈合。	缝合针线传递不规范/未传递 牙周塞治剂调拌方式/量/时间/性状不规范（1分/项）	-1/-2 -4
	⑫要点： a. 全过程遵循无菌操作技术。 b. 保持术野清晰，及时调节灯光、吸唾吸尘。 c. 观察患者反应做好心理护理。 d. 操作熟练配合默契。	违反无菌原则 吸唾方式不规范 灯光调节不规范 心理护理不到位 配合不默契 操作紧张慌乱	-3 -3 -2 -2 -2 -2
术后护理(12分)	同椅旁四手操作护理技术标准评分细则。		

健康指导

1. 术前

（1）介绍根尖手术的必要性、基本步骤、时间、预后以及并发症等。

（2）询问病史、药物过敏史并做好心理护理；指导患者在治疗过程中用鼻呼吸，避免误吞血液、血块等；如有不适举左手示意，不可随意说话、闭嘴、起身、蹬腿、扭动身躯等。

2. 术后

(1) 术后避免牵拉口唇,可以冰敷手术区,以减轻局部肿胀。

(2) 手术2小时后可进温凉软食,1周内不可用患侧咀嚼硬物。

(3) 嘱患者注意口腔卫生,饭后用漱口液含漱,保持口腔清洁,预防感染。

(4) 定期复查,术后7天复诊拆线,拍X线牙片,观察根尖周组织的愈合情况。

注意事项

(1) 严格遵守三查七对,加强无菌观念。

(2) 及时观察患者病情,做好心理护理。

(3) 熟练掌握四手操作技术。

十、冷光美白治疗护理操作评分细则

项　目	内　容	扣分标准	扣分
目的(3分)	通过冷光照射使美白剂与多年来沉积在牙齿表面及深层的色素产生氧化还原作用,使牙齿恢复至未着色前的颜色。	未掌握	−3
适应证(3分)	外源性色素沾染(咖啡、茶渍、烟渍沉积);内源性色素沉着(四环素牙);轻中度氟斑牙;先天性色泽不均牙。	未掌握	−3
用物准备(10分)	常规器物:一次性检查盘　干棉球　酒精棉球　吸引器　胸巾　口杯　纸巾　镜子等 冷光美白器物:低速涡轮手机　抛光轮　冷光美白仪　橡皮杯　光固化灯　比色板　照相机等 材料:冷光美白材料一套等	用物准备不齐全 未检查器械的工作状态 未检查仪器的功能 未核对物品名称、有效期、品质	−3 −2 −2 −3
术前护理(18分)	同椅旁四手操作护理技术标准评分细则。		

续表

项　目	内　容	扣分标准	扣分
术中护理(54分)	①口腔检查:左手持探针一侧末端,右手持口镜非工作末端同时传递于医生进行口腔检查;协助医生对患者美白前的牙齿进行比色,待患者确认后做好记录工作。	检查器械传递不规范/未传递 未协助比色	-1/-3 -2
	②清洁牙齿:安装低速涡轮手机,传递抛光轮于医生进行抛光清洁牙齿,嘱患者漱口。	涡轮手机未安装 抛光轮未传递	-5 -5
	③佩戴开口器:用棉签蘸取适量护唇油传递于医生均匀涂布唇部;然后传递开口器于医生撑开口角暴露牙体组织;最后传递棉球于医生协助隔湿、协助吹干牙面及龈缘。	护唇油未传递 开口器传递不规范/未传递 棉球未传递	-2 -2/-5 -3
	④涂牙龈保护剂:传递光固化牙龈保护剂于医生涂在患者牙龈上,用光固化灯以移动的方式照射约6秒将其固化。	牙龈保护剂未传递	-5
	⑤涂布漂白材料:传递美白凝胶于医生均匀地涂抹在牙齿表面,厚度约2~3mm。	美白凝胶未传递	-5
	⑥照射:协助调整美白仪照射角度,按下开始键,第一次光照10分钟,光照程序结束后美白仪自动停止,用吸引器吸尽牙面的美白凝胶。多次重复"涂布漂白材料"与"照射"两步骤,直至操作完成。	光照方式不规范	-5
	⑦要点: a. 全过程遵循无菌操作技术。 b. 保持术野清晰,及时调节灯光、吸唾吸尘。 c. 观察患者反应,做好心理护理。 d. 操作熟练,配合默契。	违反无菌原则 吸唾方式不规范 灯光调节不规范 心理护理不到位 配合不默契 操作紧张慌乱	-3 -3 -2 -2 -2 -2
术后护理(12分)	同椅旁四手操作护理技术标准评分细则。		

健康指导

1. 术前

(1) 介绍冷光美白相关知识,治疗的步骤、治疗时间、预后等;

(2) 指导患者在治疗过程中用鼻呼吸,避免误吞唾液、凝胶等;如有不适举左手示意,不可随意说话、闭嘴、起身、蹬腿、扭动身躯等。

2. 术后

(1) 若牙齿在治疗后出现敏感情况,一般 24 小时内会消失;如有明显不适,及时就诊。

(2) 冷光美白治疗后 24 小时内选用白色或无色食物,尽量避免食用红酒、可乐、咖啡等有颜色的食物,避免使用彩色的牙膏及有色漱口液,避免抽烟。

注意事项

(1) 严格遵守三查七对,加强无菌观念。

(2) 及时观察患者反应,做好心理护理。

(3) 熟练掌握四手操作技术。

第二章 牙周治疗护理配合

牙周病学作为一门独立的学科，主要研究牙周病的病因、诊断、治疗和预防。系统的牙周治疗需经过基础治疗阶段、手术治疗阶段、修复或正畸治疗阶段、维持治疗阶段。本章根据牙周病各阶段的治疗程序，结合标准化的四手操作模式，重点介绍龈上洁治术、龈下刮治术、牙龈切除术、牙龈翻瓣术的护理配合、注意事项及评分细则。

一、超声波龈上洁治术护理操作评分细则

项 目	内 容	扣分标准	扣分
目的（3分）	去除龈上牙石、菌斑及色渍并磨光牙面，从而延迟菌斑和牙石的再沉积。	未掌握	-3
适应证（3分）	牙龈炎；牙周炎；预防性治疗；口腔其他治疗前的准备。	未掌握	-3
用物准备（10分）	常规器物：一次性检查盘 干棉球 酒精棉球 吸引器 胸巾 口杯 纸巾 镜子等 洁治器物：低速涡轮手机 喷砂手柄 洁治手柄 各型龈上工作尖 启子 抛光杯等 材料：抛光膏 喷砂粉 碘伏 碘甘油 漱口液等	用物准备不齐全 未检查器械的工作状态 未检查仪器的功能 未核对物品名称、有效期、品质	-3 -2 -2 -3
术前护理（18分）	同椅旁四手操作护理技术标准评分细则。		
术中护理（54分）	①口腔检查：左手持探针一侧末端，右手持口镜非工作末端同时传递于医生进行口腔检查；并嘱患者用漱口液多次含漱。	检查器械传递不规范/未传递 漱口液未准备	-1/-3 -2
	②消毒：传递含碘伏的棉球于医生涂擦牙体和牙周组织。	棉球未传递	-2

续表

项　目	内　容	扣分标准	扣分
术中护理（54分）	③龈上洁治：安装洁牙手柄和低速涡轮手机并选择合适的工作尖传递于医生进行全口洁治，同时协助吸唾。	涡轮手机未安装 洁牙手柄未安装 工作尖选择不正确 工作尖未传递	-5 -5 -3 -3
	④牙面喷砂：安装喷砂手柄并取适量喷砂粉于医生进行牙面喷砂。	喷砂手柄未安装 喷砂粉未准备	-3 -2
	⑤釉质抛光：准备抛光膏备用，传递合适的抛光杯于医生对洁治的每个牙面进行抛光，同时协助吸唾。	抛光杯未传递 抛光膏未准备	-3 -2
	⑥局部用药：传递干棉球于医生将牙龈表面水分吸干，将碘甘油滴于无菌盘内，然后传递探针给医生进行牙周局部上药。	干棉球未传递 探针传递不规范/未传递	-2 -2/-5
	⑦要点： a. 全过程遵循无菌操作技术。 b. 保持术野清晰，及时调节灯光、吸唾吸尘。 c. 观察患者反应做好心理护理。 d. 操作熟练配合默契。	违反无菌原则 吸唾方式不规范 灯光调节不规范 心理护理不到位 配合不默契 操作紧张慌乱	-3 -3 -2 -2 -2 -2
术后护理（12分）	同椅旁四手操作护理技术标准评分细则。		

健康指导

1. 术前

（1）介绍牙结石、牙菌斑的危害，超声波龈上洁治术的治疗步骤、治疗时间、预后等。

（2）指导患者在治疗过程中用鼻呼吸，避免误吞唾液、血液等；如有不适举左手示意，不可随意说话、闭嘴、起身、蹬腿、扭动身躯等。

2. 术后

（1）洁治后可能会出现牙齿遇冷不适等情况，应向患者解释，必要时使用牙本质脱敏剂。

（2）术后不要反复吸吮术区或吐唾液，以免引起出血。

（3）术后30分钟内勿漱口和进食，以保证药物的疗效。

（4）嘱患者注意口腔卫生，指导患者采用正确的刷牙方式，并嘱患者定期进行口腔检查。

注意事项

(1) 严格遵守三查七对,加强无菌观念。

(2) 及时观察患者,做好心理护理。

(3) 熟练掌握四手操作技术。

二、龈下刮治术护理操作评分细则

项 目	内 容	扣分标准	扣分
目的 (3 分)	刮除位于牙周袋内根面上的牙石和菌斑,以及病理性牙骨质。	未掌握	-3
适应证 (3 分)	龈袋、牙周袋中查有龈下牙石;牙周手术前。	未掌握	-3
用物 准备 (10 分)	常规器物:一次性检查盘 干棉球 酒精棉球 吸引器 胸巾 口杯 纸巾 镜子等 刮治器物:洁牙机手柄 工作尖 龈下刮治器 (常用型号:5/6 号 7/8 号 11/12 号 13/14 号) 牙周探针等 材料:碘伏 牙周特殊药物 碘甘油 过氧化氢溶液 漱口液等	用物准备不齐全 未检查器械的工作状态 未检查仪器的功能 未核对物品名称、有效期、品质	-3 -2 -2 -3
术前护理 (18 分)	同椅旁四手操作护理技术标准评分细则。		
术中 护理 (54 分)	①口腔检查:左手持探针一侧末端,右手持口镜非工作末端同时传递于医生检查患者龈下结石附着情况;并嘱患者用漱口液多次含漱。	检查器械传递不规范/未传递 漱口液未准备	-1/-3 -2
	②消毒:传递含碘伏的棉球于医生涂擦牙体和牙周组织。	棉球未传递	-3
	③龈下刮治:安装洁牙机手柄并选择合适的龈下工作尖传递于医生清除牙周袋内牙结石;然后传递牙周探针于医生探查龈下结石附着情况,最后选择合适刮治器传递于医生刮除残余结石。	手柄未安装 工作尖选择不正确 工作尖未传递 探针传递不规范/未传递 刮治器传递不规范/未传递	-3 -3 -3 -2/-5 -2/-5

续表

项　目	内　容	扣分标准	扣分
术中护理（54分）	④术区冲洗：传递过氧化氢冲洗液于医生冲洗牙周袋，同时协助吸唾并嘱患者漱口。	冲洗液传递不规范/未传递	-2/-5
	⑤牙周袋上药：传递干棉球于医生吸干表面水分；准备碘甘油或牙周特殊药物备用，然后传递探针于医生将药物放入牙周袋内。	干棉球未传递 探针传递不规范/未传递	-3 -2/-5
	⑥要点： a. 全过程遵循无菌操作技术。 b. 保持术野清晰，及时调节灯光、吸唾吸尘。 c. 观察患者反应做好心理护理。 d. 操作熟练配合默契。	违反无菌原则 吸唾方式不规范 灯光调节不规范 心理护理不到位 配合不默契 操作紧张慌乱	-3 -3 -2 -2 -2 -2
术后护理（12分）	同椅旁四手操作护理技术标准评分细则。		

健康指导

1. 术前

(1) 介绍牙周疾病的相关知识及龈下刮治术的治疗步骤、治疗时间、预后等。

(2) 指导患者在治疗过程中用鼻呼吸，避免误吞冲洗液、碎屑等；如有不适举左手示意，不可随意说话、起身、蹬腿、扭动身躯等。

2. 术后

(1) 龈下刮治后会出现牙齿遇冷不适等情况，如情况严重则及时就诊。

(2) 术后不要反复吸吮术区或吐唾液，以免引起出血。

(3) 术后30分钟内勿漱口和进食，以保证药物的疗效。

(4) 嘱患者注意口腔卫生，指导患者采用正确的刷牙方式，定期进行口腔检查。

注意事项

(1) 严格遵守三查七对，加强无菌观念。

(2) 及时观察患者病情，做好心理护理。

(3) 熟练掌握四手操作技术。

三、牙龈切除术护理操作评分细则

项目	内容	扣分标准	扣分
目的 (3分)	切除增生肥大的牙龈组织及后牙某些部位的牙周袋,重建牙龈的生理外形及正常的龈沟。	未掌握	-3
适应证 (3分)	牙龈纤维性增生、药物性增生,经牙周基础治疗后牙龈仍肥大、增生,形态不佳或存在假性牙周袋;后牙区中等深度的骨上袋,袋底不超过膜龈联合,附着龈宽度足够者;牙龈瘤和妨碍进食的妊娠瘤;冠周龈片覆盖在位置基本正常的阻生牙𬌗面上。	未掌握	-3
用物 准备 (10分)	常规器物:一次性检查盘　干棉球　酒精棉球　吸引器　胸巾　口杯　纸巾　镜子等 手术器物:无菌包1个(眼科剪　牙周探针　龈刀　标镊　持针器　血管钳　刮治器　充填器　无菌纱布　缝合针线　刀柄　刀片　洞巾)注射器　无菌手套等 材料:麻醉药品　1%碘酊　碘伏　生理盐水　漱口液等	用物准备不齐全 未检查器械的工作状态 未检查仪器的功能 未核对物品名称、有效期、品质	-3 -2 -2 -3
术前护理 (18分)	同椅旁四手操作护理技术标准评分细则。		
术中 护理 (54分)	①口腔检查:左手持探针一侧末端,右手持口镜非工作末端同时传递于医生进行口腔检查。备漱口液嘱患者漱口。	检查器械传递不规范/未传递 漱口液未准备	-1/-2 -2
	②麻醉:传递含1%碘酊的棉签于医生进行注射区消毒,护士左手拇指和食指持针筒部位,右手轻触护针帽,双手传递注射器,待医生接稳注射器后,左手固定注射器,右手拔出针帽进行麻醉。	棉签未传递 注射器传递不规范/未传递	-2 -1/-2

续表

项　目	内　容	扣分标准	扣分
术中护理（54分）	③术区准备：传递含碘伏的棉球递于医生，消毒手术区域，并及时撤除检查盘。	棉球未传递 检查盘未撤除	-2 -2
	④开无菌包：打开无菌手术包，戴无菌手套，铺无菌巾，确认手术器械，刀片装上刀柄，持针器带缝合针线，准备好冲洗用物。	开无菌包不规范	-2
	⑤切开：传递牙周探针检查牙周袋情况，再传递牙周袋标记镊于医生在术区近中、中央、远中分别做标记点作为切口的依据；然后传递龈刀于医生切除牙龈和龈乳头；最后用血管钳夹取无菌纱布传递于医生轻压止血。	牙周探针传递不规范/未传递 标记镊传递不规范/未传递 龈刀传递不规范/未传递 无菌纱布未传递	-1/-2 -1/-3 -1/-2 -2
	⑥刮除龈组织和牙石：选择合适刮治器传递于医生刮除边缘龈组织和邻面牙间龈组织，直至无残留牙结石、肉芽组织及病变的牙骨质，同时协助止血。	刮治器选择不正确 刮治器传递不规范/未传递	-2 -1/-3
	⑦修整龈缘：传递眼科剪于医生修整创面边缘使其接近生理外形。	眼科剪传递不规范/未传递	-1/-2
	⑧创面冲洗：传递生理盐水于医生冲洗创面，然后传递无菌纱布压迫止血，同时协助吸唾。	冲洗液传递不规范/未传递 无菌纱布未传递	-1/-2 -2
	⑨牙周塞治：调拌适量塞治剂至硬面团状（参照牙周塞治剂调拌护理操作评分细则）备用，然后用充填器取适量塞治剂传递于医生敷于龈瓣创口处止血，并传递湿润小棉球平整局部。	牙周塞治剂调拌方式/量/时间/性状不规范(1分/项) 充填器传递不规范/未传递 小棉球未传递	-4 -1/-2 -2
	⑩要点： a. 全过程遵循无菌操作技术。 b. 保持术野清晰，及时调节灯光、吸唾吸尘。 c. 观察患者反应做好心理护理。 d. 操作熟练配合默契。	违反无菌原则 吸唾方式不规范 灯光调节不规范 心理护理不到位 配合不默契 操作紧张慌乱	-3 -3 -2 -2 -2 -2

续表

项　目	内　容	扣分标准	扣分
术后护理（12分）	同椅旁四手操作护理技术标准评分细则。		

健康指导

1. 术前

(1) 介绍牙龈切除术的相关知识、治疗步骤、治疗时间、预后等。

(2) 询问病史、药物过敏史并做好心理护理；指导患者在治疗过程中用鼻呼吸，避免误吞冲洗液、碎屑等；如有不适举左手示意，不可随意说话、起身、蹬腿、扭动身躯等。

2. 术后

(1) 术后2小时可能会有疼痛，可按医嘱服用止痛药。

(2) 术后1～2天内唾液中会有少量血丝，属于正常现象；嘱患者不要反复吸吮、吐唾以免出血。

(3) 术后2小时可进温凉软食，不宜进过热、过硬的刺激性食物；术后24小时内不要漱口刷牙，不宜作剧烈运动。

(4) 注意口腔卫生，按医嘱使用抗菌药物及漱口液。

(5) 预约复诊时间，手术1周后复诊，去除牙周塞治剂。

注意事项

(1) 严格遵守三查七对，加强无菌观念。

(2) 及时观察患者病情，做好心理护理。

(3) 熟练掌握四手操作技术。

四、牙龈翻瓣术护理操作评分细则

项　目	内　容	扣分标准	扣分
目的（3分）	用手术方法切除部分牙周袋及袋内壁，翻起牙龈的黏膜骨膜瓣，在直视下刮净龈下牙石和肉芽组织，必要时修整牙槽骨，然后将龈瓣复位、缝合，达到消除牙周袋或使牙周袋变浅的目的。	未掌握	-3

续表

项　目	内　容	扣分标准	扣分
适应证 (3分)	牙周袋或复杂性牙周袋,经基础治疗后牙周袋仍在5mm以上,探诊后有出血者;牙周袋底超过膜龈联合界,不宜做牙周袋切除者;有骨下袋形成,须作骨修整或须行植骨者;根分叉病变伴深牙周袋或牙周-牙髓联合病变患者,须直视下平整根面,并暴露根分叉,或须截除某一患根者。	未掌握	-3
用物准备 (10分)	常规器物:一次性检查盘　干棉球　酒精棉球　棉签　吸引器　胸巾　口杯　纸巾　镜子等 手术器物:无菌包1个(骨锉　眼科剪　牙周探针　骨膜剥离器　持针器　血管钳　龈下刮治器　无菌纱布　缝合针线　刀柄　刀片　洞巾)　注射器　无菌手套等 材料:麻醉药品　1%碘酊　生理盐水　漱口液　牙周塞治剂等	用物准备不齐全 未检查器械的工作状态 未检查仪器的功能 未核对物品名称、有效期、品质	-3 -2 -2 -3
术前护理 (18分)	同椅旁四手操作护理技术标准评分细则。		
术中护理 (54分)	①口腔检查:左手持探针一侧末端,右手持口镜非工作末端同时传递于医生进行口腔检查。备漱口液嘱患者漱口。	检查器械传递不规范/未传递	-1/-2
	②麻醉:传递1%碘酊的棉签于医生进行注射区消毒,护士左手拇指和食指持针筒部位,右手轻触护针帽,双手传递注射器,待医生接稳注射器后,左手固定注射器,右手拔出针帽进行麻醉。	注射器传递不规范/未传递	-1/-2
	③术区准备:传递含碘伏的棉球递于医生,消毒手术区域,并及时撤除检查盘。	棉球未传递 检查盘未撤除	-2 -2
	④开无菌包:打开无菌手术包,戴无菌手套,铺无菌巾,确认手术器械,刀片装上刀柄,持针器带缝合针线,准备好冲洗用物。	开无菌包不规范	-2

续表

项 目	内 容	扣分标准	扣分
术中护理（54分）	⑤切开，翻瓣：传递牙周探针于医生检查牙周袋的深度以确定手术切口的方向，然后传递手术刀于医生做手术切口；最后传递骨膜剥离器于医生进行翻瓣，以便暴露工作区域。	牙周探针传递不规范/未传递 手术刀传递不规范/未传递 骨膜剥离器传递不规范/未传递	−1/−2 −1/−2 −1/−2
	⑥刮治和根面平整：传递龈下刮治器于医生刮除根面牙结石和牙周病变处的肉芽组织，然后传递探针于医生仔细检查根面是否光滑、平整；如若根面不平整传递骨锉于医生磨平根面牙槽骨或牙骨质。	刮治器传递不规范/未传递 探针传递不规范/未传递 骨锉传递不规范/未传递	−1/−2 −1/−2 −1/−2
	⑦龈瓣修整：传递眼科剪于医生修整龈瓣内面使龈瓣内侧平整，并适当修剪龈瓣外形，同时协助压迫止血。	眼科剪传递不规范/未传递	−1/−2
	⑧冲洗创面：传递生理盐水于医生冲洗创面以清除残留的碎石和肉芽组织，同时协助吸唾及龈瓣复位，然后传递湿纱布于医生轻压创面。	冲洗液传递不规范/未传递 湿纱布未传递	−1/−2 −2
	⑨缝合创面：传递合适缝合针线于医生进行创口缝合，期间配合剪线，并传递无菌纱布压迫止血。	缝合针线传递不规范/未传递 无菌纱布未传递	−1/−2 −2
	⑩牙周塞治：必要时调拌适量牙周塞治剂至硬面团状（参照牙周塞治剂调拌护理操作评分细则）备用，然后用充填器取适量牙周塞治剂传递于医生敷于龈瓣创口处止血，并传递湿润小棉球平整局部。	牙周塞治剂调拌方式/量/时间/性状不规范(1分/项) 充填器传递不规范/未传递	−4 −1/−2
	⑪要点： a. 全过程遵循无菌操作技术。 b. 保持术野清晰，及时调节灯光、吸唾吸尘。 c. 观察患者反应做好心理护理。 d. 操作熟练配合默契。	违反无菌原则 吸唾方式不规范 灯光调节不规范 心理护理不到位 配合不默契 操作紧张慌乱	−3 −3 −2 −2 −2 −2

续表

项　目	内　容	扣分标准	扣分
术后护理（12 分）	同椅旁四手操作护理技术标准评分细则。		

健康指导

1. 术前

(1) 介绍牙周翻瓣术的相关知识、治疗步骤、治疗时间、预后等。

(2) 询问病史、药物过敏史并做好心理护理；指导患者在治疗过程中用鼻呼吸，避免误吞冲洗液、碎屑等；术中如有不适举左手示意，不可随意说话、起身、蹬腿、扭动身躯等。

2. 术后

(1) 术后 2 小时可能会出现疼痛现象，可按医嘱服用镇痛药；术后 24 小时内术区相应的面部可间断放置冰袋以减轻组织水肿。

(2) 术后 1～2 天内唾液中会有少量血丝，属于正常现象；嘱患者不要反复吸吮、吐唾以免出血。

(3) 术后 2 小时可进温凉软食，不宜进过热、过硬的刺激性食物；术后 24 小时内不要漱口刷牙、不宜作剧烈运动。

(4) 术后注意口腔卫生，按医嘱使用抗菌药物及漱口液。

(5) 预约复诊时间，术后 7 天复诊拆线，6 周后复查牙周情况。

注意事项

(1) 严格遵守三查七对，加强无菌观念。

(2) 及时观察患者病情，做好心理护理。

(3) 熟练掌握四手操作技术。

第四章 口腔黏膜治疗护理配合

口腔黏膜病学是口腔内科学的一个重要组成部分，其病因复杂，临床表现多样，且与机体的全身状态关系密切。常用的治疗方法有口服药物、含漱、湿敷、局部封闭等。本章介绍了病理活检、湿敷、局部封闭的理论知识、护理配合及评分细则。

一、黏膜损害湿敷护理操作评分细则

项　目	内　容	扣分标准	扣分
目的 (3分)	通过软化、清除痂皮，在新鲜创面利用药物以达到消炎、止痛并促进愈合的作用。	未掌握	−3
适应证 (3分)	上下唇红部的糜烂、结痂损害；口腔黏膜的充血糜烂面损害。	未掌握	−3
用物准备 (10分)	常规器物：一次性检查盘　干棉球　酒精棉球　棉签　吸引器　胸巾　口杯　纸巾　镜子等 湿敷器物：注射器　组织镊等 材料：口腔感染性疾病相关药物	用物准备不齐全 未检查器械的工作状态 未检查仪器的功能 未核对物品名称、有效期、品质	−3 −2 −2 −3
术前护理 (18分)	同椅旁四手操作护理技术标准评分细则。		
术中护理 (54分)	①口腔检查：左手持棉签非工作端，右手持口镜非工作末端同时传递于医生进行口腔检查。备漱口液嘱患者漱口。	检查器械传递不规范/未传递 漱口液未准备	−2/−5 −5
	②准备湿敷剂：按医嘱准备湿敷剂，倒入无菌盘，将无菌纱布浸入湿敷剂中，须完全渗透纱布。	湿敷剂准备不规范/未准备 无菌纱布未准备	−2/−5 −5
	③局部湿敷，去痂皮：传递组织镊于医生夹取浸透湿敷剂的纱布覆盖于病损部位，持续约20分钟待痂皮浸泡浮起后，再传递牙用镊于医生取去纱布，然后传递棉签于医生轻轻卷去浮起的痂皮。	组织镊传递不规范/未传递 棉签未传递	−2/−5 −5

续表

项 目	内 容	扣分标准	扣分
术中护理（54分）	④局部用药：按医嘱准备药物，传递棉签于医生涂在去除痂皮的新鲜创面上。	药膏未准备 棉签未传递	−5 −5
	⑤要点： a. 全过程遵循无菌操作技术。 b. 保持术野清晰，及时调节灯光、吸唾吸尘。 c. 观察患者反应做好心理护理。 d. 操作熟练配合默契。	违反无菌原则 吸唾方式不规范 灯光调节不规范 心理护理不到位 配合不默契 操作紧张慌乱	−3 −3 −2 −2 −2 −2
术后护理（14分）	同椅旁四手操作护理技术标准评分细则。		

健康指导

1. 术前

(1) 介绍口腔黏膜疾病的相关知识、治疗步骤、治疗时间、预后等。

(2) 指导患者在治疗过程中用鼻呼吸，避免误吞血液、血块等；如有不适举左手示意，不可随意说话、闭嘴、起身、蹬腿、扭动身躯等。

2. 术后

(1) 指导患者学会自我调节、自我控制，保持愉悦的心情和良好的精神心理状态；加强锻炼，增强体质，劳逸结合，调节好生活、工作的节律。

(2) 注意口腔卫生，清淡饮食，勿食辛辣刺激食物，不吸烟，不酗酒。

(3) 按医嘱坚持用药，定期门诊复查。

注意事项

(1) 严格遵守三查七对，加强无菌观念。

(2) 时观察患者病情，做好心理护理。

(3) 熟练掌握四手操作技术。

二、黏膜病理活检护理操作评分细则

项 目	内 容	扣分标准	扣分
目的 (3分)	确定诊断,排除恶变。	未掌握	-3
适应证 (3分)	对长期不愈,溃疡边缘隆起,基底硬结疑为癌性溃疡者;白色念珠菌白斑;对长期糜烂溃疡不愈等疑有癌变症状的扁平苔藓、盘状红斑狼疮患者;白斑;光化性唇炎慢性型反复发作后有局部增生者。	未掌握	-3
用物 准备 (10分)	常规器物:一次性检查盘　干棉球　酒精棉球　棉签　吸引器　胸巾　口杯　纸巾　镜子等 活检器物:直血管钳　弯血管钳　持针器　组织镊　眼科剪　刀柄　刀片　缝合针线等 材料:麻醉药品　1%碘酊　碘伏　生理盐水　漱口液　牙周塞治剂　福尔马林溶液等	用物准备不齐全 未检查器械的工作状态 未检查仪器的功能 未核对物品名称、有效期、品质	-3 -2 -2 -3
术前护理 (18分)	同椅旁四手操作护理技术标准评分细则。		
术中 护理 (54分)	①口腔检查:左手持探针一侧末端,右手持口镜非工作末端同时传递于医生进行口腔检查。备漱口液嘱患者漱口。	检查器械传递不规范/未传递 漱口液未准备	-1/-3 -2
	②麻醉:传递含1%碘酊的棉签于医生进行注射区消毒,护士左手拇指和食指持针筒部位,右手轻触护针帽,双手传递注射器,待医生接稳注射器后,左手固定注射器,右手拔出针帽进行麻醉。	棉签未传递 注射器传递不规范/未传递	-2 -2/-5
	③术区准备:传递含碘伏的棉球递于医生,消毒手术区域,并及时撤除检查盘。	棉球未传递 检查盘未撤除	-2 -2

续表

项 目	内 容	扣分标准	扣分
术中护理（54分）	④开无菌包：打开无菌手术包，戴无菌手套，铺无菌巾，确认手术器械，刀片装上刀柄，持针器带缝合针线，准备好冲洗用物。	开无菌包不规范	-2
	⑤切取组织：传递手术刀于医生，以切开黏膜或皮肤，再传递组织镊夹取活检部位的组织，然后传递手术刀或组织钳协助医生切除须活检部位的组织，最后传递生理盐水于医生进行创口冲洗，期间协助吸唾。	手术刀传递不规范/未传递 组织镊传递不规范/未传递 冲洗液传递不规范/未传递	-2/-5 -1/-2 -2/-5
	⑥缝合：传递合适的缝合针线于医生进行创口缝合，期间配合剪线，并传递纱布压迫止血。不易缝合的牙周组织应调制合适的牙周塞治剂（参照牙周塞治剂调拌护理操作评分细则）覆盖保护创口。	缝合针线传递不规范/未传递 纱布未传递 塞治剂调拌方式/量/时间/性状不规范(1分/项)	-1/-2 -2 -4
	⑦安置标本：将病理组织及时放入福尔马林溶液，填写病理检查单，核对姓名、性别、年龄、科室后一起送病理科。	标本未及时安置	-2
	⑧要点： a. 全过程遵循无菌操作技术。 b. 保持术野清晰，及时调节灯光、吸唾吸尘。 c. 观察患者反应做好心理护理。 d. 操作熟练配合默契。	违反无菌原则 吸唾方式不规范 灯光调节不规范 心理护理不到位 配合不默契 操作紧张慌乱	-3 -3 -2 -2 -2 -2
术后护理（12分）	同椅旁四手操作护理技术标准评分细则。		

健康指导

1. 术前

（1）介绍口腔黏膜疾病的相关知识、治疗步骤、时间、预后等。

（2）询问病史、药物过敏史并做好心理护理；指导患者在治疗过程中用鼻呼吸，避免误吞血液、血块等；如有不适举左手示意，不可随意说话、闭嘴、起身、蹬腿、扭动身躯等。

2. 术后

(1) 术后创口上压迫止血的纱布或棉球需30分钟后取出,期间不必更换,不要反复吸吮、吐唾以免出血;术后1~2天内唾液中会有少量血丝,属于正常现象。

(2) 术后2小时后可进温凉软食,不宜进过热、过硬的刺激性食物;术后24小时内不要漱口刷牙、不宜作剧烈运动。

(3) 麻醉消失后伤口会感觉疼痛,一般不需要处理,必要时按医嘱服用止痛药物,疼痛加重应及时就诊。

(4) 注意口腔卫生,按医嘱使用抗菌药物及漱口液。

(5) 预约复诊时间,术后7天复诊拆线。

注意事项

(1) 严格遵守三查七对,加强无菌观念。

(2) 及时观察患者病情,做好心理护理。

(3) 熟练掌握四手操作技术。

三、黏膜损害下浸润注射护理操作评分细则

项　目	内　容	扣分标准	扣分
目的 (3分)	通过黏膜损害下浸润注射,达到止痛、促进愈合的目的。	未掌握	-3
适应证 (3分)	复发性坏死性黏膜腺周围炎的深大溃疡;长期糜烂不愈的口腔扁平苔藓或盘状红斑狼疮的糜烂性病损;长期不愈的结核性溃疡病灶;肿胀不消的肉芽肿性唇炎组织。	未掌握	-3
用物 准备 (10分)	常规器物:一次性检查盘　干棉球　酒精棉球　棉签　吸引器　胸巾　口杯　纸巾　镜子等 注射器物:注射器　砂轮等 材料:麻醉药品　1%碘酊　按医嘱准备药物等	用物准备不齐全 未检查器械的工作状态 未检查仪器的功能 未核对物品名称、有效期、品质	-3 -2 -2 -3
术前护理 (18分)	同椅旁四手操作护理技术标准评分细则。		
术中 护理 (54分)	①口腔检查:左手持探针一侧末端,右手持口镜非工作末端同时传递于医生进行口腔检查,必要时传递棉签检查创面情况。	检查器械传递不规范/未传递 棉签未传递	-2/-5 -5

续表

项　目	内　容	扣分标准	扣分
术中护理（54分）	②备药：根据病情和治疗方案选择合适的注射药物，抽吸至注射器备用。一般复发性黏膜腺周围炎、口腔扁平苔藓、盘状红斑狼疮、肉芽肿性唇炎选择地塞米松或泼尼松龙加普鲁卡因；结核性溃疡选择链霉素等。	药品选择不正确 药品准备不规范	-5 -5
	③术区准备：传递含1%碘酊的棉球于医生消毒注射部位的黏膜组织。	棉球未传递	-5
	④浸润注射：左手食指、拇指持注射器针筒部位，右手持护针帽传递于医生，协助医生牵拉注射处黏膜使之紧绷，以利于穿刺，减少患者的疼痛，注射完毕后传递干棉球按压注射点止血。	注射器传递不规范/未传递 未协助牵拉黏膜组织 干棉球未传递	-2/-5 -5 -5
	⑤要点： a. 全过程遵循无菌操作技术。 b. 保持术野清晰，及时调节灯光、吸唾吸尘。 c. 观察患者反应做好心理护理。 d. 操作熟练配合默契。	违反无菌原则 吸唾方式不规范 灯光调节不规范 心理护理不到位 配合不默契 操作紧张慌乱	-3 -3 -2 -2 -2 -2
术后护理（12分）	同椅旁四手操作护理技术标准评分细则。		

健康指导

1. 术前

（1）介绍黏膜损害下浸润注射的相关知识、基本步骤、时间、预后以及并发症等。

（2）询问病史、药物过敏史并做好心理护理；指导患者在治疗过程中用鼻呼吸，避免误吞血液、血块等；如有不适举左手示意，不可随意说话、闭嘴、起身、蹬腿、扭动身躯等。

2. 术后

（1）术后戒烟、禁酒，避免辛辣、油炸等食物的刺激。

（2）按医嘱坚持用药，包括按时、按量正确服药，避免滥用药物。

(3) 注意口腔卫生,保持口腔及局部病损处清洁,使用软毛牙刷防止损伤黏膜。

(4) 定期随访复查,保持健康的精神心理状态,消除其抑郁、恐惧的心理。

注意事项

(1) 严格遵守三查七对,加强无菌观念。

(2) 及时观察患者病情,做好心理护理。

(3) 熟练掌握四手操作技术。

第五章 儿童口腔治疗护理配合

儿童口腔治疗的护理操作是在儿童口腔医学及护理学的基础上，结合儿童心理学，根据治疗操作步骤，配合医生完成治疗，以促进儿童口腔健康为目的的操作技术。本章主要介绍窝沟封闭术、玻璃离子粘固剂修复术、乳牙急性根尖周炎应急处理、乳牙根管治疗术、根尖诱导成形术、年轻恒牙活髓切断术、乳牙拔除术、舌系带矫正术及丝圈式间隙保持器的护理配合及评分细则。

一、窝沟封闭术护理操作评分细则

项　目	内　容	扣分标准	扣分
目的 (3 分)	对乳、恒磨牙的鸪面、颊面、舌面的点隙裂沟涂布一层粘结性树脂，保护牙釉质不受细菌及代谢产物侵蚀，达到预防龋病的发生。	未掌握	-3
适应证 (3 分)	深窝沟，特别是可以插入或卡住探针的深窝沟(包括可疑龋)；患儿其他牙齿，特别是对侧同名牙患龋或有患龋倾向；儿童牙齿萌出后达到咬合平面即适宜做窝沟封闭，一般在萌出 4 年之内。	未掌握	-3
用物 准备 (10 分)	常规器物：一次性检查盘　干棉球　酒精棉球　吸引器　咬合纸　咬合块　胸巾　口杯　纸巾　镜子等 清洗、封闭器物：高低速涡轮手机　各型车针　锥形小毛刷　光固化机等 材料：窝沟封闭剂一套　牙釉质酸蚀凝胶　清洗膏等	用物准备不齐全 未检查器械的工作状态 未检查仪器的功能 未核对物品名称、有效期、品质	-3 -2 -2 -3
术前护理 (18 分)	同椅旁四手操作护理技术标准评分细则。		

续表

项　目	内　容	扣分标准	扣分
术中护理（54分）	①口腔检查：左手持探针一侧末端，右手持口镜非工作末端同时传递于医生进行口腔检查。	检查器械传递不规范/未传递	-1/-2
	②清洁牙面：安装高低速涡轮手机并选择合适车针传递于医生去除可疑龋；取适量清洗膏于治疗盘内备用，然后传递锥型小毛刷于医生刷洗牙面及窝沟。刷洗后清洁牙面，同时协助吸唾。	涡轮手机未安装 车针选择不正确 车针未传递 清洗膏未准备 小毛刷未传递	-3 -3 -2 -2 -2
	③隔湿干燥：清洗完成后协助患儿漱口，并协助医生隔湿干燥。	未协助隔湿干燥	-2
	④酸蚀：传递酸蚀剂于医生酸蚀牙面，酸蚀时间为恒牙酸蚀30秒、乳牙酸蚀60秒；同时注意保护口腔黏膜并及时吸唾。	酸蚀剂未传递	-3
	⑤涂布封闭剂：酸蚀完毕待医生彻底冲洗酸蚀剂时，护士协助吸唾、隔湿；再取适量封闭剂于小器皿内，然后将蘸有适量封闭剂的小毛刷传递于医生涂布在各牙面的窝、沟、点、隙处；待医生涂布好封闭剂后，再传递探针于医生去除小气泡；最后用光固化灯照射使其固化，照射牙面时须做好支点防止移位影响效果，每个牙面光照20～40秒。	封闭剂未准备 小毛刷未传递 探针传递不规范/未传递 光固化机使用不规范	-2 -2 -2/-5 -3
	⑥检查封闭情况：将探针传递于医生检查封闭情况，有无涂漏、气泡、牙面结合情况等，发现问题及时处理；传递咬合纸于医生检查有无咬合过高，若有咬合过高传递调牙合车针于医生调整咬合。	探针传递不规范/未传递 咬合纸未传递 车针未传递	-2/-5 -2 -2
	⑦要点： a. 全过程遵循无菌操作技术。 b. 保持术野清晰，及时调节灯光、吸唾吸尘。 c. 观察患者反应做好心理护理。 d. 操作熟练配合默契。	违反无菌原则 吸唾方式不规范 灯光调节不规范 心理护理不到位 配合不默契 操作紧张慌乱	-3 -3 -2 -2 -2 -2
术后护理（12分）	同椅旁四手操作护理技术标准评分细则。		

健康指导

1. 术前

(1) 讲解六龄牙的重要作用;介绍窝沟封闭术的作用、治疗步骤、预后,及时修正患儿和家长的过高要求。

(2) 指导家长在治疗过程中正确鼓励患儿、协助固定手脚。

(3) 指导患儿在治疗过程中用鼻呼吸,避免误吞细小器械;如有不适举左手示意,不可随意说话、起身、蹬腿、扭动身躯等。

2. 术后

(1) 提醒家长窝沟封闭术后仍须定期检查,如封闭剂过早脱落,应及早到医院重新封闭,如发现有龋坏应及时治疗。

(2) 指导家长和患儿养成良好的口腔卫生习惯,掌握正确的刷牙方法,建议儿童每3~6个月进行口腔检查。

注意事项

(1) 严格遵守三查七对,加强无菌观念。

(2) 正确使用约束带,及时观察患儿反应,掌握儿童沟通技巧,以减少患儿的恐惧感。

(3) 准备封闭剂前先将封闭剂瓶子倒立1~2分钟或倒立瓶子轻弹瓶身排气泡,不可用力振荡;应缓慢挤出,松手时宜慢,防止瓶内封闭剂产生大量小气泡。清洗膏不可含有油质或氟化物,以免影响酸蚀效果。

(4) 熟练掌握四手操作技术。

二、玻璃离子粘固剂修复术护理操作评分细则

项　目	内　容	扣分标准	扣分
目的 (3分)	去除龋坏组织,恢复牙体外形及咬合功能。	未掌握	-3
适应证 (3分)	适用于Ⅲ类洞、Ⅴ类洞和后牙邻面单面洞等不承受咀嚼压力的洞形及根面龋的修复;及乳牙各类洞型的修复。	未掌握	-3
用物准备 (10分)	常规器物:一次性检查盘　干棉球　酒精棉球　吸引器　咬合纸　咬合块　胸巾　口杯　纸巾　镜子等 备洞充填器物:高低速涡轮手机　各型车针　挖器　粘固粉充填器　塑料调拌刀　一次性调拌纸等 材料:玻璃离子粘固剂　牙面处理剂　隔水剂等	用物准备不齐全 未检查器械的工作状态 未检查仪器的功能 未核对物品名称、有效期、品质	-3 -2 -2 -3

续表

项 目	内 容	扣分标准	扣分
术前护理（18 分）	同椅旁四手操作护理技术标准评分细则。		
术中护理（54 分）	①口腔检查：左手持探针一侧末端，右手持口镜非工作末端同时传递于医生进行口腔检查。	检查器械传递不规范/未传递	−1/−3
	②制备洞型：安装高速涡轮手机并选择合适的车针传递于医生以扩大洞口；再传递挖器去除龋坏组织；并根据需要选择合适的车针传递于医生制备修整洞型；然后传递探针于医生探查洞底龋坏组织是否去净，有无穿髓孔，是否达到抗力和固位要求。	涡轮手机未安装 车针选择不正确 车针未传递 挖器传递不规范/未传递 探针传递不规范/未传递	−3 −3 −2 −1/−3 −1/−3
	③隔湿干燥：制洞完成后协助患儿漱口，并协助医生隔湿、干燥。	未协助隔湿干燥	−2
	④牙面处理：传递牙面处理剂或酒精小棉球于医生处理牙面。	牙面处理剂未传递	−2
	⑤充填：调拌玻璃离子粘固剂（参照玻璃离子粘固剂调拌护理操作评分细则），然后传递粘固粉充填器械于医生进行窝洞充填。待医生将玻璃离子粘固剂导入窝洞后传递探针于医生去除多余的玻璃离子粘固剂。	材料调拌方式/剂量/时间/性状不规范（1 分/项） 充填器传递不规范/未传递 探针传递不规范/未传递	−4 −1/−3 −1/−3
	⑥修整外形、调𬌗、抛光：传递咬合纸于医生检查咬合情况，并根据需要选择合适的车针传递于医生调𬌗和修整外形。	咬合纸未传递 车针选择不正确 车针未传递	−2 −3 −2
	⑦涂隔水剂：传递蘸有隔水剂的小棉球于医生涂布于玻璃离子粘固剂表面，以防玻璃离子材料凝固过程接触水分使材料溶解，强度降低。	隔水剂小棉球未传递	−2

续表

项　目	内　容	扣分标准	扣分
术中护理（54分）	⑧要点： a. 全过程遵循无菌操作技术。 b. 保持术野清晰，及时调节灯光、吸唾吸尘。 c. 观察患者反应做好心理护理。 d. 操作熟练配合默契。	违反无菌原则 吸唾方式不规范 灯光调节不规范 心理护理不到位 配合不默契 操作紧张慌乱	-3 -3 -2 -2 -2 -2
术后护理（12分）	同椅旁四手操作护理技术标准评分细则。		

健康指导

1. 术前

（1）介绍龋病的相关知识；玻璃离子粘固剂修复术的治疗步骤、治疗时间、预后等。

（2）指导家长在治疗过程中正确鼓励患儿，协助固定患儿手脚。

（3）指导患儿在治疗过程中用鼻呼吸，避免误吞细小器械；如有不适举左手示意，不可随意说话、起身、蹬腿、扭动身躯等。

2. 术后

（1）牙齿在治疗后会有轻度不适，一般会在治疗后一周内消失；如有明显不适及时就诊。

（2）嘱患儿2小时内禁食，指导家长和患儿养成良好的口腔卫生习惯，掌握正确的刷牙方法，建议儿童每3～6个月进行口腔检查。

注意事项

（1）严格遵守三查七对，加强无菌观念。

（2）正确使用约束带，及时观察患儿反应，掌握儿童沟通技巧，以减少患儿的恐惧感。

（3）熟练掌握四手操作技术。

三、乳牙急性根尖周炎应急处理护理操作评分细则

项　目	内　容	扣分标准	扣分
目的（3分）	开通髓腔引流通道，穿通根尖孔，使根尖渗出物及脓液通过根管得到引流，以缓解根尖部的压力，解除疼痛。	未掌握	-3

续表

项　目	内　容	扣分标准	扣分
适应证（3分）	乳牙急性根尖周炎或慢性根尖周炎急性发作。	未掌握	−3
用物准备（10分）	常规器物：一次性检查盘　干棉球　酒精棉球　吸引器　胸巾　口杯　纸巾　镜子等 开髓引流器物：高速涡轮手机　各型车针　拔髓针　根管锉　注射器　穿刺针　刀柄　刀片　持针器　引流条等 材料：麻醉药品　1%碘酊　根管冲洗液　根管消毒药物等	用物准备不齐全 未检查器械的工作状态 未检查仪器的功能 未核对物品名称、有效期、品质	−3 −2 −2 −3
术前护理（18分）	同椅旁四手操作护理技术标准评分细则。		
术中护理（54分）	①口腔检查：左手持探针一侧末端，右手持口镜非工作末端同时传递于医生检查患牙情况。	检查器械传递不规范/未传递	−1/−2
	②开髓、揭髓顶：安装高速涡轮手机并选择合适的车针传递于医生开通髓腔，使炎性渗出物或脓液通过髓腔引流。	涡轮手机未安装 车针选择不正确 车针未传递	−2 −2 −2
	③去除感染组织：根据牙髓状况，选择合适拔髓针传递于医生去除根管内感染坏死组织。	拔髓针传递不规范/未传递 拔髓针选择不正确	−1/−3 −2
	④疏通、冲洗根管：根据医嘱选择合适的根管锉传递于医生疏通根管以建立髓腔引流通路，然后传递根管冲洗液于医生冲洗根管，同时协助吸唾。	根管锉传递不规范/未传递 冲洗液传递不规范/未传递	−1/−3 −1/−3
	⑤切开排脓：有形成黏膜下脓肿者传递含1%碘酊的棉签于医生进行注射区消毒，护士左手拇指和食指持针筒部位，右手轻触护针帽，双手传递注射器，待医生接稳注射器后，左手固定注射器，右手拔出针帽进行麻醉；再传递手术刀于医生在口腔局部作切开排脓；并及时传递棉球于医生擦去外溢的脓液，最后传递合适的冲洗液于医生冲洗局部。	棉签未传递 注射器传递不规范/未传递 手术刀传递不规范/未传递 干棉球未传递 冲洗液传递不规范/未传递	−2 −1/−3 −1/−3 −2 −1/−3

续表

项 目	内 容	扣分标准	扣分
术中护理（54分）	⑥放置引流物：协助医生隔湿，再传递吸潮纸尖或棉捻于医生干燥根管，然后传递蘸有根管消毒药物的小棉球于医生置于髓室内以免食物堵塞髓腔；局部脓肿大者传递引流条于医生置于脓腔引流。	未协助隔湿 吸潮纸尖未传递 棉球未传递 引流条未传递	−2 −2 −2 −2
	⑦要点： a. 全过程遵循无菌操作技术。 b. 保持术野清晰，及时调节灯光、吸唾吸尘。 c. 观察患者反应做好心理护理。 d. 操作熟练配合默契。	违反无菌原则 吸唾方式不规范 灯光调节不规范 心理护理不到位 配合不默契 操作紧张慌乱	−3 −3 −2 −2 −2 −2
术后护理（12分）	同椅旁四手操作护理技术标准评分细则。		

健康指导

1. 术前

(1) 介绍乳牙根尖周炎的相关知识，治疗的步骤、治疗时间、预后等。

(2) 指导家长在治疗过程中正确鼓励患儿，协助固定患儿手脚。

(3) 询问病史、药物过敏史并做好心理护理；指导患儿在治疗过程中用鼻呼吸，避免误吞冲洗液及细小器械；如有不适举左手示意，不可随意说话、起身、蹬腿、扭动身躯等。

2. 术后

(1) 告知家长及患儿术后2～3天内会有轻微不适，疼痛会逐渐缓解，如疼痛加剧没有缓解须及时就诊。

(2) 术后2小时可进温凉软食，避免刺激性食物。

(3) 按医嘱服用抗菌药物，必要时按医嘱服用止痛药。

(4) 指导儿童养成良好的卫生习惯，保持口腔卫生，3～6个月定期检查。

注意事项

(1) 严格遵守三查七对，加强无菌观念。

(2) 正确使用约束带，及时观察患儿反应，掌握儿童沟通技巧，以减少患儿的恐惧感。

(3) 熟练掌握四手操作技术。

四、乳牙根管治疗术护理操作评分细则

项 目	内 容	扣分标准	扣分
目的 (3 分)	通过根管预备和药物消毒去除感染物质对根尖周组织的不良刺激,用可吸收的充填材料充填根管促进根尖周病愈合。	未掌握	-3
适应证 (3 分)	牙髓坏死而应保留的乳牙;根尖周炎症而具有保留价值的乳牙;部分外伤冠折的乳牙。	未掌握	-3
用物 准备 (10 分)	常规器物:一次性检查盘 干棉球 酒精棉球 吸引器 咬合纸 咬合块 胸巾 口杯 纸巾 镜子等 备洞充填器物:高速涡轮手机 各型车针 挖器 粘固粉充填器等 根管预备器物:根管锉 拔髓针 光滑髓针 髓针柄 一次性注射器等 材料:根管充填糊剂 根管冲洗液 垫底充填材料等	用物准备不齐全 未检查器械的工作状态 未检查仪器的功能 未核对物品名称、有效期、品质	-3 -2 -2 -3
术前护理 (18 分)	同椅旁四手操作护理技术标准评分细则。		
术中 护理 (54 分)	①口腔检查:左手持探针一侧末端,右手持口镜非工作末端同时传递于医生检查暂封物及患牙情况。	检查器械传递不规范/未传递	-1/-2
	②去除暂封材料:安装高速涡轮手机并选择合适的车针传递于医生去除暂封材料,协助吸唾。	涡轮手机未安装 车针选择不正确 车针未传递	-3 -2 -2
	③揭髓室顶,备洞型:传递球钻于医生去除髓顶,暴露髓室底和根管口,建立进入根管的直线通路;然后传递裂钻于医生制备合适的洞型。	球钻未传递 裂钻未传递	-2 -2
	④拔髓:根据牙髓状况,选择合适拔髓针传递于医生去除牙髓组织。	拔髓针传递不规范/未传递	-1/-3

续表

项目	内容	扣分标准	扣分
术中护理（54分）	⑤根管预备：选择合适型号的根管锉于医生扩挫根管，然后选择根管冲洗液传递于医生冲洗根管，期间留意患儿的反应，防止患儿突然手抓器械或扭动头部，避免误吞。	根管锉传递不规范/未传递 冲洗液传递不规范/未传递	-1/-3 -1/-2
	⑥根管干燥：协助隔湿，然后传递棉捻于医生干燥根管。	棉捻未传递	-2
	⑦根管充填：遵医嘱选择合适的根充糊剂，并传递侧压针于医生进行多次导入；然后传递小棉球于医生擦去根管口多余的糊剂。	侧压针传递不规范/未传递 小棉球未传递	-1/-2 -2
	⑧牙体修复：遵医嘱选择垫底、充填材料；调拌垫底材料，然后传递粘固粉充填器械于医生进行垫底；再调拌适量充填材料，最后传递充填器于医生进行窝洞充填。（材料调拌参照氧化锌丁香油粘固剂、磷酸锌粘固剂调拌护理操作评分细则）	材料调拌方式/剂量/时间/性状不规范（1分/项） 充填器传递不规范/未传递	-4 -1-/3
	⑨修整外形、调𬌗、抛光：传递咬合纸于医生检查咬合情况，并根据需要选择合适的车针传递于医生调𬌗和修整外形。	咬合纸未传递 车针选择不正确 车针未传递	-2 -2 -2
	⑩要点： a. 全过程遵循无菌操作技术。 b. 保持术野清晰，及时调节灯光、吸唾吸尘。 c. 观察患者反应做好心理护理。 d. 操作熟练配合默契。	违反无菌原则 吸唾方式不规范 灯光调节不规范 心理护理不到位 配合不默契 操作紧张慌乱	-3 -3 -2 -2 -2 -2
术后护理（12分）	同椅旁四手操作护理技术标准评分细则。		

健康指导

1. 术前

(1) 向家长解释保留乳牙的重要性;介绍乳牙根管治疗术的步骤、治疗时间、预后等。

(2) 指导家长在治疗过程中正确鼓励患儿,协助固定患儿手脚。

(3) 指导患儿在治疗过程中用鼻呼吸,避免误吞冲洗液及细小器械;如有不适举左手示意,不可随意说话、起身、蹬腿、扭动身躯等。

2. 术后

(1) 向家长及患儿说明乳牙根管治疗后可能会有轻微不适,如疼痛加剧或患牙周边黏膜有红肿需及时复诊。如发现有继发龋应及时治疗。

(2) 嘱咐家属患儿术后 2 小时内不可进食,24 小时内不可用患侧咀嚼和进食硬物。

(3) 指导儿童养成良好的卫生习惯,保持口腔卫生,3 ~6 个月定期检查。

注意事项

(1) 严格遵守三查七对,加强无菌观念。

(2) 正确使用约束带,及时观察患儿反应,掌握儿童沟通技巧,以减少患儿的恐惧感。

(3) 熟练掌握四手操作技术。

五、根尖诱导成形术护理操作评分细则

项　目	内　容	扣分标准	扣分
定义 (3 分)	牙根未完全形成之前而发生牙髓严重病变或根尖周炎症的年轻恒牙,在控制感染和根尖周炎症的基础上,用药物保存根尖部的牙髓或使根尖周组织沉积硬组织,促使牙根继续发育和根端闭合的治疗方法。	未掌握	−3
适应证 (3 分)	牙髓病已波及根髓,而不能保留或不能全部保留根髓的年轻恒牙;牙髓全部坏死或并发根尖周炎症的年轻恒牙。	未掌握	−3

续表

项　目	内　容	扣分标准	扣分
用物准备（10 分）	常规器物：一次性检查盘　干棉球　酒精棉球　吸引器　咬合纸　咬合块　胸巾　口杯　纸巾　镜子等 备洞充填器物：高速涡轮手机　各型车针　挖器　粘固粉充填器等 根管预备器物：根管锉　拔髓针　光滑髓针　髓针柄　侧压针　一次性注射器等 材料：根尖诱导糊剂　根管冲洗液　根管消毒药物　暂封充填材料等	用物准备不齐全 未检查器械的工作状态 未检查仪器的功能 未核对物品名称、有效期、品质	−3 −2 −2 −3
术前护理（18 分）	同椅旁四手操作护理技术标准评分细则。		
术中护理（54 分）	①口腔检查：左手持探针一侧末端，右手持口镜非工作末端同时传递于医生检查暂封物及患牙情况。	检查器械传递不规范/未传递	−1/−3
	②备洞开髓：安装高速涡轮手机并选择合适的车针传递于医生配合备洞开髓，同时协助吸唾。	涡轮手机未安装 车针选择不正确 车针未传递	−2 −2 −2
	③揭髓室顶：传递球钻于医生去除髓顶，暴露髓室底和根管口，建立进入根管的直线通路。	球钻未传递	−2
	④拔髓：根据牙髓状况，选择合适的拔髓针传递于医生去除牙髓组织。	拔髓针传递不规范/未传递	−1/−3
	⑤根管冲洗：选择根管冲洗液传递于医生冲洗根管，期间留意患儿的反应，防止患儿突然手抓器械或扭动头部，避免误吞。	冲洗液传递不规范/未传递	−1/−3
	⑥根管干燥、消毒：传递棉捻于医生干燥根管，并传递根管消毒药物于医生消毒根管。	棉捻未传递 根管消毒药物未传递	−2 −3
	⑦药物诱导：遵医嘱选择合适的根尖诱导糊剂，并传递侧压针于医生进行多次导入；然后传递小棉球于医生擦去根管口多余的糊剂。	侧压针传递不规范/未传递 小棉球未传递	−1/−3 −2

续表

项　目	内　容	扣分标准	扣分
术中护理（54分）	⑧窝洞充填：遵医嘱选择垫底、充填材料；调拌垫底材料，然后传递粘固粉充填器械于医生进行垫底；再调拌适量充填材料，最后传递充填器于医生进行窝洞充填（材料调拌参照氧化锌丁香油粘固剂、磷酸锌粘固剂调拌护理操作评分细则）。	材料调拌方式/剂量/时间/性状不规范（1分/项） 充填器传递不规范/未传递	-4 -1/-3
	⑨修整外形、调䄂、抛光：传递咬合纸于医生检查咬合情况，并根据需要选择合适的车针传递于医生调䄂和修整外形。	咬合纸未传递 车针选择不正确 车针未传递	-2 -2 -2
	⑩要点： a. 全过程遵循无菌操作技术。 b. 保持术野清晰，及时调节灯光、吸唾吸尘。 c. 观察患者反应做好心理护理。 d. 操作熟练配合默契。	违反无菌原则 吸唾方式不规范 灯光调节不规范 心理护理不到位 配合不默契 操作紧张慌乱	-3 -3 -2 -2 -2 -2
术后护理（12分）	同椅旁四手操作护理技术标准评分细则。		

健康指导

1. 术前

（1）介绍根尖诱导成形术的相关知识、治疗步骤、治疗时间、预后等。

（2）指导家长在治疗过程中正确鼓励患儿，协助固定患儿手脚。

（3）指导患儿在治疗过程中用鼻呼吸，避免误吞冲洗液及细小器械；如有不适举左手示意，不可随意说话、起身、蹬腿、扭动身躯等。

2. 术后

（1）向家长说明根尖诱导成形术疗程长，根尖诱导成功后，还需进行常规根管治疗；如无特殊情况一般每隔3～6个月拍摄X线牙片复查一次即可；并强调须保管好病历和相关资料，用于观察病情变化和疗效。

（2）嘱患儿术后2小时内禁食，指导家长和患儿养成良好的口腔卫生习惯，掌握正确的刷牙方法，建议儿童每3～6个月进行口腔检查。

注意事项

（1）严格遵守三查七对，加强无菌观念。

（2）正确使用约束带，及时观察患儿反应，掌握儿童沟通技巧，以减少患儿的恐惧感。

（3）熟练掌握四手操作技术。

六、年轻恒牙活髓切断术护理操作评分细则

项　目	内　容	扣分标准	扣分
定义（3分）	在局部麻醉下，切除病变牙髓，将盖髓剂覆盖牙髓断面，保留正常牙髓组织的治疗。	未掌握	-3
适应证（3分）	前牙外伤冠折，牙髓外露而不适宜做直接盖髓术的患牙；轻度牙髓炎或部分冠髓牙髓炎患牙。	未掌握	-3
用物准备（10分）	常规器物：一次性检查盘　干棉球　酒精棉球　吸引器　咬合纸　咬合块　胸巾　口杯　纸巾　镜子等 器物：高速涡轮手机　各型车针　注射器　充填器　挖器等 材料：麻醉药品　1%碘酊　碘伏　盖髓剂　过氧化氢溶液　生理盐水　垫底、充填材料等	用物准备不齐全 未检查器械的工作状态 未检查仪器的功能 未核对物品名称、有效期、品质	-3 -2 -2 -3
术前护理（18分）	同椅旁四手操作护理技术标准评分细则。		
术中护理（54分）	①口腔检查：左手持探针一侧末端，右手持口镜非工作末端同时传递于医生检查患牙情况。	检查器械传递不规范/未传递	-1/-2
	②麻醉：传递含1%碘酊的棉签于医生进行注射区消毒，护士左手拇指和食指持针筒部位，右手轻触护针帽，双手传递注射器，待医生接稳注射器后，左手固定注射器，右手拔出针帽进行麻醉。注射时协助固定患儿头部，防止刺伤或发生意外；并观察使用麻醉药品后患儿反应。	棉签未传递 注射器传递不规范/未传递	-2 -1/-2
	③去除龋坏组织：传递含碘伏的棉球于医生对术区进行消毒，协助隔湿患牙；再安装高速涡轮手机并选择合适的车针传递于医生去除龋洞内龋坏牙本质；然后传递锐利挖器于医生探查洞底龋坏牙本质是否去净；最后传递过氧化氢冲洗液于医生冲洗窝洞。	棉球未传递 涡轮手机未安装 车针选择不正确 车针未传递 挖器传递不规范/未传递 冲洗液传递不规范/未传递	-2 -2 -2 -2 -1/-2 -1/-2

续表

项　目	内　容	扣分标准	扣分
术中护理(54分)	④揭髓室顶:选择合适的锐利车针传递于医生揭髓室顶,充分暴露髓室。	车针选择不正确 车针未传递	-2
	⑤切除冠髓:传递锐利挖器于医生切除冠髓,去尽髓室内细小牙髓组织纤维,使牙髓在根管口处成整齐的断面;然后传递生理盐水于医生冲洗组织断面,以去除组织碎屑;并传递小棉球于医生置于根管口压迫断面帮助止血。	挖器传递不规范/未传递 冲洗液传递不规范/未传递 小棉球未传递	-1/-2 -1/-2 -2
	⑥放置盖髓剂:遵医嘱选择合适的盖髓剂,传递充填器械于医生将盖髓剂覆盖于牙髓断面上,厚度约1mm,不要将盖髓剂压入牙髓组织。	充填器械传递不规范/未传递	-1/-2
	⑦窝洞充填:遵医嘱选择垫底、充填材料;调拌垫底材料,然后传递粘固粉充填器械于医生进行垫底;再调拌适量充填材料,最后传递充填器于医生进行窝洞充填(材料调拌参照氧化锌丁香油粘固剂、磷酸锌粘固剂调拌护理操作评分细则)。	材料调拌方式/剂量/时间/性状不规范(1分/项) 充填器传递不规范/未传递	-4 -2
	⑧修整外形、调𬌗、抛光:传递咬合纸于医生检查咬合情况,并根据需要选择合适的车针传递于医生调𬌗和修整外形。	咬合纸未传递 车针选择不正确 车针未传递	-2 -2 -2
	⑨要点: a. 全过程遵循无菌操作技术。 b. 保持术野清晰,及时调节灯光、吸唾吸尘。 c. 观察患者反应做好心理护理。 d. 操作熟练配合默契。	违反无菌原则 吸唾方式不规范 灯光调节不规范 心理护理不到位 配合不默契 操作紧张慌乱	-3 -3 -2 -2 -2 -2
术后护理(12分)	同椅旁四手操作护理技术标准评分细则。		

健康指导

1. 术前

(1) 介绍活髓切断术的相关知识、治疗步骤、治疗时间、预后等。

(2) 指导家长在治疗过程中正确鼓励患儿,协助固定患儿手脚。

(3) 询问病史、药物过敏史并做好心理护理;指导患儿在治疗过程中用鼻呼吸,避免误吞冲洗液及细小器械;如有不适举左手示意,不可随意说话、起身、蹬腿、扭动身躯等。

2. 术后

(1) 向家长及患儿说明活髓切断术治疗后可能会有轻微不适,如疼痛加剧或患牙周边黏膜有红肿需及时复诊。

(2) 因活髓切断术可能存在根管钙化、内吸收及牙髓坏死等潜在并发症,应向家长建议每3~6个月进行复查,必要时行根管治疗术。

(3) 嘱患儿术后2小时内禁食,指导家长和患儿养成良好的口腔卫生习惯,掌握正确的刷牙方法。

注意事项

(1) 严格遵守三查七对,加强无菌观念。

(2) 正确使用约束带,及时观察患儿反应,掌握儿童沟通技巧,以减少患儿的恐惧感。

(5) 熟练掌握四手操作技术。

七、乳牙拔除术护理操作评分细则

项　目	内　容	扣分标准	扣分
目的(3分)	消除感染病灶;利于恒牙正常萌出。	未掌握	-3
适应证(3分)	不能保留的病牙;因咬合诱导需拔除的乳牙。	未掌握	-3
用物准备(10分)	常规器物:一次性检查盘　干棉球　棉签　吸引器　咬合块　胸巾　口杯　纸巾　镜子等 拔牙器物:注射器　牙龈分离器　牙钳　牙挺等 材料:麻醉药品　1%碘酊　碘伏等	用物准备不齐全 未检查器械的工作状态 未检查仪器的功能 未核对物品名称、有效期、品质	-3 -2 -2 -3
术前护理(18分)	同椅旁四手操作护理技术标准评分细则。		

续表

项　目	内　容	扣分标准	扣分
术中护理（54 分）	①口腔检查：左手持探针一侧末端，右手持口镜非工作末端同时传递于医生检查口腔情况。	检查器械传递不规范/未传递	-2/-5
	②麻醉：传递含 1% 碘酊的棉签于医生进行注射区消毒，护士左手拇指和食指持针筒部位，右手轻触护针帽，双手传递注射器，待医生接稳注射器后，左手固定注射器，右手拔出针帽进行麻醉。注射时协助固定患儿头部，防止刺伤或发生意外；并观察使用局部麻醉药品后患儿反应。	棉签未传递 注射器传递不规范/未传递	-3 -2/-5
	③上咬合块：个别患儿合作能力差，在劝说工作不能奏效时，请家长协助固定患儿四肢，护士一手协助固定患儿头部，一手持咬合块在患儿开口时趁机将咬合块置于患儿非治疗侧，调整咬合块位置于后牙区，避免咬合块放置过后引起恶心或医护人员手被咬伤。	上咬合块手法不正确 咬合块放置位置不合理	-3 -3
	④消毒：传递含碘伏的棉球于医生对术区进行消毒。	棉球未传递	-3
	⑤拔牙：传递牙龈分离器于医生分离牙龈；并根据治疗需要选择合适的牙挺于医生挺松牙齿，然后根据牙位传递合适的牙钳于医生拔除牙齿，并及时传递干棉球压迫止血。	牙龈分离器传递不规范/未传递 牙挺传递不规范/未传递 牙钳传递不规范/未传递 干棉球未传递	-2/-5 -2/-5 -2/-5 -3
	⑥要点： a. 全过程遵循无菌操作技术。 b. 保持术野清晰，及时调节灯光、吸唾吸尘。 c. 观察患者反应做好心理护理。 d. 操作熟练配合默契。	违反无菌原则 吸唾方式不规范 灯光调节不规范 心理护理不到位 配合不默契 操作紧张慌乱	-3 -3 -2 -2 -2 -2
术后护理（12 分）	同椅旁四手操作护理技术标准评分细则。		

健康指导

1. 术前

(1) 向家长解释及时拔除不能治疗的患牙及滞留牙的必要性;拔牙术的治疗步骤、治疗时间、预后等。

(2) 指导家长在治疗过程中正确鼓励患儿,协助固定患儿手脚。

(3) 询问病史、药物过敏史并做好心理护理;指导患儿在治疗过程中用鼻呼吸,如有不适举左手示意,不可随意说话、起身、蹬腿、扭动身躯等。

2. 术后

(1) 向家长说明手术后可能会出现轻微疼痛或唾液中带有血丝等现象不需处理,告之患儿勿因好奇或异样感而以手触摸伤口,以免感染。

(2) 嘱患儿紧咬棉球30分钟,不可咬唇、颊等暂时麻木的黏膜处,防止造成不必要的创伤;禁食2小时,2小时后进温凉的流食或半流食。

(3) 指导家长和患儿养成良好的口腔卫生习惯,掌握正确的刷牙方法,建议儿童每3~6个月进行口腔检查。

注意事项

(1) 严格遵守三查七对,加强无菌观念。

(2) 正确使用约束带,及时观察患儿反应,掌握儿童沟通技巧,以减少患儿的恐惧感。

(3) 熟练掌握四手操作技术。

八、舌系带矫正术护理操作评分细则

项　目	内　容	扣分标准	扣分
目的 (3分)	通过舌系带矫正术,使舌头活动自如,外伸及卷舌时不受限。	未掌握	-3
适应证 (3分)	舌系带附着异常,舌活动受限而影响发音者;舌前伸时,舌尖部呈“W”状或不能卷触上前牙腭侧。	未掌握	-3
用物准备 (10分)	常规器物:一次性检查盘　干棉球　棉签　吸引器　口杯　纸巾　镜子等 手术器物:无菌包(无菌胸巾　眼科剪　持针器　血管钳　纱布　缝合针线　开口器)注射器　无菌手套等 材料:麻醉药品　1%碘酊　碘伏等	用物准备不齐全 未检查器械的工作状态 未检查仪器的功能 未核对物品名称、有效期、品质	-3 -2 -2 -3
术前护理 (18分)	同椅旁四手操作护理技术标准评分细则。		

续表

项目	内容	扣分标准	扣分
术中护理（54分）	①口腔检查：左手持棉签末端传递于医生检查舌系带附着情况。	棉签传递不规范/未传递	-2/-5
	②麻醉：传递含1%碘酊的棉签于医生进行注射区消毒，护士左手拇指和食指持针筒部位，右手轻触护针帽，双手传递注射器，待医生接稳注射器后，左手固定注射器，右手拔出针帽进行麻醉。注射时双手协助固定患儿头部，防止刺伤或发生意外。	注射器传递不规范/未传递	-2/-5
	③术区准备：传递含碘伏的棉球于医生消毒手术区域，并及时撤除检查盘。	棉球未传递	-3
	④开无菌包：打开无菌手术包，戴无菌手套，铺无菌巾，确认手术器械，持针器带缝合针线。	无菌包方式不规范	-5
	⑤放置开口器：传递开口器于医生放入患儿一侧上下牙齿之间并调整好合适的开口度，注意开口器前端要有纱布保护，避免损伤患儿的牙齿。	开口器传递不规范/未传递 纱布未准备	-2/-5 -2
	⑥切开，分离：传递缝合针线于医生在患儿近舌尖处缝一针，并协助用血管钳夹住舌腹部舌系带上端并向上提起，然后传递眼科剪于医生切断系带延长其长度，最后传递缝合针线于医生将切口做纵向拉拢缝合。同时协助剪线、吸唾，保持视野清晰。	缝合针线传递不规范/未传递 血管钳传递不规范/未传递 眼科剪传递不规范/未传递	-2/-5 -2/-5 -2/-5
	⑦要点： a. 全过程遵循无菌操作技术。 b. 保持术野清晰，及时调节灯光、吸唾吸尘。 c. 观察患者反应做好心理护理。 d. 操作熟练配合默契。	违反无菌原则 吸唾方式不规范 灯光调节不规范 心理护理不到位 配合不默契 操作紧张慌乱	-3 -3 -2 -2 -2 -2
术后护理（12分）	同椅旁四手操作护理技术标准评分细则。		

健康指导

1. 术前

(1) 向家长解释儿童发音不清受多因素影响，及时纠正家长的错误观点；说明手术的必要性、治疗步骤、治疗时间、预后等。

(2) 指导家长在治疗过程中正确鼓励患儿，协助固定患儿手脚。

(3) 询问病史、药物过敏史并做好心理护理；指导患儿在治疗过程中用鼻呼吸，如有不适举左手示意，不可随意说话、起身、蹬腿、扭动身躯等。

2. 术后

(1) 向家长说明手术后可能会出现轻微疼痛或唾液中带有血丝等现象不需处理，术后2小时内舌尖部因麻醉痛觉暂时丧失，家长需特别留意，防止患儿咬伤和手抓伤创口。

(2) 术后2小时方可进食，宜进温凉的流食或半流食，不可吃辛辣等刺激性食物。

(3) 说明语言训练的重要性，正确指导家长做好术后语言训练；特别是痊愈后要多做卷舌音的运动。

(4) 注意口腔卫生，嘱术后7天拆线。

注意事项

(1) 严格遵守三查七对，加强无菌观念。

(2) 正确使用约束带，及时观察患儿反应，掌握儿童沟通技巧，以减少患儿的恐惧感。

(3) 熟练掌握四手操作技术。

九、丝圈式间隙保持器护理操作评分细则

项　目	内　容	扣分标准	扣分
目的 (3分)	当儿童牙齿早失后，为了防止邻牙向丧失部位倾斜和对殆牙伸长，保持早失牙齿的近远中和垂直的间隙，保证继承恒牙的正常萌出。	未掌握	−3
适应证 (3分)	全冠丝圈式保持器：单侧第一乳磨牙早期丧失；第一恒磨牙萌出后，第二乳磨牙单侧早期丧失的病例；双侧乳磨牙早失，用其他间隙保持器装置困难病例。 带环丝圈式保持器：基牙健全，离替牙时间短的情况下(其他同全冠丝圈式保持器适应证)。	未掌握	−3

续表

项　目	内　容	扣分标准	扣分
用物准备（10分）	常规器物：一次性检查盘　干棉球　酒精棉球　吸引器　咬合纸　咬合块　胸巾　口杯　纸巾　镜子等 粘结器物：高低速涡轮手机　各型车针　带环挺　托盘　调拌刀　玻璃板等 材料：藻酸盐印模材料　石膏　玻璃离子粘固剂等	用物准备不齐全 未检查器械的工作状态 未检查仪器的功能 未核对物品名称、有效期、品质	−3 −2 −2 −3
术前护理（18分）	同椅旁四手操作护理技术标准评分细则。		
术中护理（54分）	①口腔检查：左手持探针一侧末端，右手持口镜非工作末端同时传递于医生进行口腔检查。	检查器械传递不规范/未传递	−1/−3
	②制备基牙带环：根据医嘱选择合适的带环传递于医生试戴在基牙上，并传递带环挺于医生将带环塑形。嘱患儿轻咬检查有无咬合高点，若有咬合高点安装高速涡轮手机并选择合适的车针传递于医生调整带环。	带环传递不规范/未传递 带环挺传递不规范/未传递 涡轮手机未安装 车针选择不正确 车针未传递	−1/−3 −1/−3 −2 −2 −2
	③制取印模、灌注模型：（参照制取印模、石膏模型灌注护理操作技术），填写设计单并送义齿制作中心制作。	制取印模材料调拌方式/剂量/时间/性状不规范（1分/项） 灌注模型材料调拌方式/剂量/时间/性状不规范（1分/项）	−4 −4
	④核对：取已制作、消毒后的间隙保持器置于检查盘内，并进行核对，使设计与医嘱相符，避免发生错戴间隙保持器。	间隙保持器准备不规范	−2
	⑤试戴：传递间隙保持器于医生试戴至基牙上，并传递带环挺于医生将间隙保持器就位。	带环挺传递不规范/未传递	−1/−3
	⑥调试：安装低速涡轮手机并选择合适的磨头传递于医生调改间隙保持器的高点。使间隙保持器在基牙上就位顺利，不松动、咬合无早接触点等。	涡轮手机未安装 车针选择不正确 车针未传递	−2 −2 −2

续表

项 目	内 容	扣分标准	扣分
术中护理（54 分）	⑦粘结：协助医生隔湿、干燥，然后快速、均匀的调拌玻璃离子粘固剂至拉丝状（参照玻璃离子粘固剂调拌护理操作评分细则），用调拌刀将其涂布于间隙保持器内侧一圈迅速传递于医生进行粘结；并传递干棉球于医生以去除多余的粘结剂。	材料调拌方式/剂量/时间/性状不规范（1 分/项） 干棉球未传递	−4 −2
	⑧要点： a. 全过程遵循无菌操作技术。 b. 保持术野清晰，及时调节灯光、吸唾吸尘。 c. 观察患者反应做好心理护理。 d. 操作熟练配合默契。	违反无菌原则 吸唾方式不规范 灯光调节不规范心理护理 不到位 配合不默契 操作紧张慌乱	−3 −3 −2 −2 −2 −2
术后护理（12 分）	同椅旁四手操作护理技术标准评分细则。		

健康指导

1. 术前

（1）向患儿家长介绍有关间隙保持器的作用、治疗步骤、治疗时间、预后等。

（2）指导家长在治疗过程中正确鼓励患儿，协助固定患儿手脚。

（3）指导患儿在治疗过程中用鼻呼吸，避免误吞细小器械；如有不适举左手示意，不可随意说话、起身、蹬腿、扭动身躯等。

2. 术后

（1）治疗后嘱患儿避免患侧进食硬物，避免咬合受力。若出现间隙保持器松脱、移动或恒牙萌出等现象，应及时就诊。

（2）指导儿童养成良好的卫生习惯，保持口腔卫生。

（3）嘱咐家长及患儿应定期复查，一般每半年常规检查一次。

注意事项

（1）严格遵守三查七对，加强无菌观念。

（2）正确使用约束带，及时观察患儿反应，掌握儿童沟通技巧，以减少患儿的恐惧感。

（3）熟练掌握四手操作技术。

第六章

口腔修复治疗护理配合

口腔修复治疗的护理操作是以修复治疗程序为基础，结合护理学操作技术，配合医生利用人工装置来恢复因缺损、畸形而丧失的形态和功能，使之达到正常水平，从而促进患者健康。本章主要介绍固定义齿修复基牙牙体预备、试戴与粘固，桩核冠修复以及可摘局部义齿与全口义齿修复等修复治疗的理论知识、护理配合及评分细则。

一、固定义齿修复基牙牙体预备护理操作评分细则

项　目	内　容	扣分标准	扣分
目的 (3 分)	恢复牙冠、牙列正常形态及咬合关系，实现患者咀嚼、美观和发音等要求。	未掌握	-3
适应证 (3 分)	牙体、牙列缺损影响功能的患者。	未掌握	-3
用物 准备 (10 分)	常规器物：一次性检查盘　干棉球　酒精棉球　吸引器　胶布　胸巾　口杯　纸巾　镜子等 牙体预备器物：高速涡轮手机　各型车针　比色板　排龈刀　托盘　眼科剪　红蜡片　酒精灯　打火机等 材料：麻醉药品　1% 碘酊　排龈材料(排龈膏、排龈枪、排龈线)　藻酸盐印模材料　硅橡胶印模材料等	用物准备不齐全 未检查器械的工作状态 未检查仪器的功能 未核对物品名称、有效期、品质	-3 -2 -2 -3
术前护理 (18 分)	同椅旁四手操作护理技术标准评分细则。		
术中 护理 (54 分)	①口腔检查：左手持探针一侧末端，右手持口镜非工作末端同时传递于医生进行口腔检查。	检查器械传递不规范/未传递	-2/-5

续表

项 目	内 容	扣分标准	扣分
术中护理（54分）	②麻醉：传递含1%碘酊的棉签于医生进行注射区消毒，护士左手拇指和食指持针筒部位，右手轻触护针帽，双手传递注射器，待医生接稳注射器后，左手固定注射器，右手拔出针帽进行麻醉（死髓牙不必麻醉）。	注射器传递不规范/未传递	-1/-3
	③牙体预备：安装高速涡轮手机并选择不同型号的车针传递于医生对牙体各面组织进行切割、磨除，以成型；然后传递磨光车针于医生将牙体各轴面、边缘嵴处的线角磨圆钝。	涡轮手机未安装 车针选择不正确 车针未传递	-3 -3 -3
	④抛光：选择合适的抛光车针传递于医生进行牙面抛光。	抛光车针传递不规范/未传递	-2/-5
	⑤排龈：牙体制备完成后，传递排龈线和排龈刀于医生进行排龈、止血；嘱患者切勿漱口。	排龈刀传递不规范/未传递 排龈线未传递	-2/-5 -3
	⑥制取印模：参照制取印模护理操作技术。	印模材料调拌方式/剂量/时间/性状不规范(1分/项)	-4
	⑦灌注模型：参照石膏模型灌注护理操作技术。	石膏材料调拌方式/剂量/时间/性状不规范(1分/项)	-4
	⑧比色：传递比色板于医生协助比色，填写设计单并送义齿制作中心制作。	比色板未传递	-2
	⑨要点： a. 全过程遵循无菌操作技术。 b. 保持术野清晰，及时调节灯光、吸唾吸尘。 c. 观察患者反应做好心理护理。 d. 操作熟练配合默契。	违反无菌原则 吸唾方式不规范 灯光调整不规范 心理护理不到位 配合不默契 操作紧张慌乱	-3 -3 -2 -2 -2 -2
术后护理（12分）	同椅旁四手操作护理技术标准评分细则。		

健康指导

1. 术前

(1) 介绍牙体牙列缺损相关知识及牙体预备步骤、治疗时间、预后等情况。

(2) 询问病史、药物过敏史并做好心理护理；指导患者在治疗过程中用鼻呼吸，如有不适举左手示意，不可随意说话、起身、蹬腿、扭动身躯等。

2. 术后

(1) 牙体预备后可能会出现牙齿酸痛现象，如症状加重，应及时就诊。

(2) 嘱患者牙体预备2小时后进食，不可进过冷、过热等刺激性食物。

(3) 嘱患者注意口腔卫生；并嘱患者及时来院试戴暂时冠，并说明试戴暂时冠的重要性。

注意事项

(1) 严格遵守三查七对，加强无菌观念。

(2) 及时观察患者病情，做好心理护理。

(3) 熟练掌握四手操作技术。

二、固定义齿修复试戴与粘固护理操作评分细则

项目	内容	扣分标准	扣分
目的 (3分)	恢复牙冠、牙列正常形态及咬合关系，实现患者各功能要求。	未掌握	−3
适应证 (3分)	牙体、牙列缺损影响美观的患者；牙体、牙列缺损影响生理功能的患者。	未掌握	−3
用物准备 (10分)	常规器物：一次性检查盘　干棉球　酒精棉球　咬合纸　牙线　吸引器　胸巾　口杯　纸巾　镜子等 戴固定义齿器物：高低速涡轮手机　各型车针　抛光轮　成型片　去冠器等 材料：粘固剂(进口聚羧酸锌粘固剂)等	用物准备不齐全 未检查器械的工作状态 未检查仪器的功能 未核对物品名称、有效期、品质	−3 −2 −2 −3
术前护理 (18分)	同椅旁四手操作护理技术标准评分细则。		
术中护理 (54分)	①口腔检查：左手持探针一侧末端，右手持口镜非工作末端同时传递于医生进行口腔检查。	检查器械传递不规范/未传递	−1/−3

续表

项　目	内　容	扣分标准	扣分
术中护理(54分)	②核对：取已消毒的义齿置于检查盘内，并进行核对，使设计与医嘱相符，避免发生错戴义齿。	义齿准备不规范	-3
	③试戴与调磨：传递去冠器于医生去除暂时冠，再传递探针于医生去除粘着牙表面的粘固粉，然后传递小棉球于医生擦去残存的粘固剂细小颗粒；并将义齿清洁后，传递于医生在口内试戴；最后安装低速涡轮手机并选择合适的车针传递于医生对义齿进行调磨，直至无明显松动或翘动感，咬合无早接触点。	去冠器传递不规范/未传递 探针传递不规范/未传递 小棉球未传递 涡轮手机未安装 车针选择不正确 车针未传递	-1/-3 -1/-3 -3 -3 -3 -3
	④打磨、抛光：根据不同的修复材料选用相应的磨头传递于医生进行义齿粘固前打磨、抛光。	磨头未传递或选择不匹配	-3
	⑤消毒、隔湿：将义齿冲洗、消毒、吹干，备用。协助医生对基牙进行冲洗，吹干后传递酒精棉球于医生进行基牙消毒，并协助医生进行口内隔湿。	棉球未传递	-3
	⑥粘固：取适量粘结材料调拌均匀(参照聚羧酸锌粘固剂调拌护理操作评分细则)后涂布在冠的组织面，快速传递于医生进行粘固；待粘结材料凝固后传递探针于医生去除冠外多余的粘结材料。	材料调拌方式/剂量/时间/性状不规范(1分/项) 探针传递方式不规范/未传递	-4 -1/-3
	⑦检查处理：传递探针口镜于医生检查冠的边缘，咬合接触情况，确认牙冠是否已彻底就位。	探针口镜传递不规范/未传递	-1/-3
	⑧要点： a. 全过程遵循无菌操作技术。 b. 保持术野清晰，及时调节灯光、吸唾吸尘。 c. 观察患者反应做好心理护理。 d. 操作熟练配合默契。	违反无菌原则 吸唾方式不规范 灯光调整不规范 心理护理不到位 配合不默契 操作紧张慌乱	-3 -3 -2 -2 -2 -2
术后护理(12分)	同椅旁四手操作护理技术标准评分细则。		

健康指导

1. 术前

(1) 向患者介绍固定义齿试戴和粘固的相关知识、治疗步骤、治疗时间及预后等。

(2) 指导患者在治疗过程中用鼻呼吸,避免误吞义齿,如有不适举左手示意,不可随意说话、起身、蹬腿、扭动身躯等。

2. 术后

(1) 固定修复后一段时间内可能会出现牙齿冷热敏感现象,如症状加重,应及时就诊。

(2) 嘱患者固定义齿粘结2小时后进食,不宜进食过硬的食物。

(3) 嘱患者注意口腔卫生,保持基牙和牙周的健康,指导患者正确使用牙线,并嘱定期复查。

注意事项

(1) 严格遵守三查七对,加强无菌观念。

(2) 及时观察患者病情,做好心理护理。

(3) 熟练掌握四手操作技术。

三、桩核冠修复护理操作评分细则

(一) 直接法铸造桩核蜡型制作护理操作评分细则

项　目	内　容	扣分标准	扣分
目的 (3分)	利用桩插入根管内以获得固位和增力。	未掌握	-3
适应证 (3分)	临床冠大部分缺损,无法直接获得固位者;临床冠完全缺损,断面达龈下,但根有足够长度经冠延长术或牵引术后可暴露出断面以下最少1.5mm的根面高度,磨牙以不暴露根分叉为限;错位、扭转牙而非正畸适应证者;畸形牙直接预备固位不良者。	未掌握	-3
用物 准备 (10分)	常规器物:一次性检查盘　干棉球　酒精棉球　吸引器　胸巾　口杯　纸巾　镜子等 核桩取模器物:高低速涡轮手机　各型车针　P型钻　持针器　充填器　托盘　钢丝　酒精灯　打火机等 材料:嵌体蜡　液体石蜡　暂封膏　印模材料等	用物准备不齐全 未检查器械的工作状态 未检查仪器的功能 未核对物品名称、有效期、品质	-3 -2 -2 -3

续表

项目	内容	扣分标准	扣分
术前护理(18分)	同椅旁四手操作护理技术标准评分细则。		
术中护理(54分)	①口腔检查:左手持探针一侧末端,右手持口镜非工作末端同时传递于医生进行口腔检查。	检查器械传递不规范/未传递	-1/-3
	②根面预备:安装低速涡轮手机并选择合适的车针传递于医生去净残冠根上所有的旧有充填体及龋坏组织。	涡轮手机未安装 车针选择不正确 车针未传递	-2 -2 -2
	③根管预备:传递相应型号的P型钻于医生按照根的长度、外形、直径预备出所要求的根管外形。	P型钻选择不正确 P型钻传递不规范/未传递	-2 -1/-3
	④隔湿与干燥:协助医生进行隔湿,然后传递酒精棉捻于医生将根管内清洁干净。	未协助隔湿 酒精棉捻未传递	-2 -2
	⑤制作蜡型:传递液体石蜡于医生涂在根管内与根面上,再选择合适的嵌体蜡传递于医生将其烤软插入根管内,然后传递夹有钢丝的持针器于医生在酒精灯上烤热后插入到蜡的中央直达预备根管的最底部,待蜡凝固后试取出,最后传递蜡刀于医生,熔塑核蜡型。	液体石蜡未传递 嵌体蜡未传递 持针器传递不规范/未传递 蜡刀传递不规范/未传递	-3 -3 -1/-3 -1/-3
	⑥蜡型处理:待医生取出冷却后的蜡型,检查符合要求后,准备合适的容器将蜡型妥善保管;并做好核对及登记工作。	蜡型处理不规范 蜡型未核对	-2 -2
	⑦暂封:协助医生冲洗根管、隔湿,再传递消毒棉捻于医生放入根管内,然后传递暂封膏于医生暂封根管,最后传递湿润的小棉球平整局部。	消毒棉捻未传递 暂封膏未传递 小棉球未传递	-2 -2 -2
	⑧要点: a. 全过程遵循无菌操作技术。 b. 保持术野清晰,及时调节灯光、吸唾吸尘。 c. 观察患者反应做好心理护理。 d. 操作熟练配合默契。	违反无菌原则 吸唾方式不规范 灯光调节不规范 心理护理不到位 配合不默契 操作紧张慌乱	-3 -3 -2 -2 -2 -2

续表

项　目	内　容	扣分标准	扣分
术后护理（12 分）	同椅旁四手操作护理技术标准评分细则。		

健康指导

1. 术前

（1）介绍牙体缺损制取桩核蜡型的相关知识、治疗的步骤、治疗时间、预后等情况。

（2）指导患者在治疗过程中用鼻呼吸，避免误吞细小器械，如有不适举左手示意，不可随意说话、起身、蹬腿、扭动身躯等，避免烫伤。

2. 术后

（1）嘱患者 2 小时内禁食，不要用患侧咀嚼过黏过硬食物；若暂封膏脱落及时就诊。

（2）嘱患者注意口腔卫生，按时复诊。

注意事项

（1）严格遵守三查七对，加强无菌观念。

（2）及时观察患者病情，做好心理护理。

（3）熟练掌握四手操作技术。

（二）根管纤维桩核修复护理操作评分细则

项　目	内　容	扣分标准	扣分
目的（3 分）	同直接法铸造桩核蜡型制作护理操作评分细则。	未掌握	−3
适应证（3 分）	同直接法铸造桩核蜡型制作护理操作评分细则。	未掌握	−3
用物准备（10 分）	常规器物：一次性检查盘　干棉球　酒精棉球　吸引器　胸巾　口杯　纸巾　镜子等 纤维桩核器物：高低速涡轮手机　各型车针　P 型钻　纤维桩根管预备钻　光固化机等 材料：纤维根管桩　树脂材料　粘结剂　吸潮纸尖等 制取印模、灌注模型器物：参照制取印模护理操作技术、石膏模型灌注护理操作技术	用物准备不齐全 未检查器械的工作状态 未检查仪器的功能 未核对物品名称、有效期、品质	−3 −2 −2 −3

续表

项 目	内 容	扣分标准	扣分
术前护理（18分）	同椅旁四手操作护理技术标准评分细则。		
术中护理（54分）	①口腔检查：左手持探针一侧末端，右手持口镜非工作末端同时传递于医生进行口腔检查。	检查器械传递不规范/未传递	-1/-2
	②根面预备：安装高低速涡轮手机并选择合适的车针传递于医生去净残冠根上所有的旧有充填体及龋坏组织。	涡轮手机未安装 车针选择不正确 车针未传递	-1 -1 -1
	③根管预备：先后传递相应型号的P型钻和根管预备钻于医生按照根管的长度、外形、直径预备出所要求的根管外形。期间传递相应型号的玻璃纤维根管桩于医生进行试桩，确定主桩。	车针选择不正确 车针未传递 玻璃纤维根管桩传递不规范/未传递	-1 -1 -1/-2
	④根管消毒：交替传递根管冲洗液于医生冲洗根管，并协助吸唾。	冲洗液传递不规范/未传递	-1/-2
	⑤根管干燥：协助医生吹干已预备好的根管后，传递相应型号的吸潮纸尖于医生干燥根管。	纸尖未传递	-2
	⑥牙面酸蚀、粘结：将蘸有粘结剂（自酸蚀型）的小毛刷传递于医生涂布根管内，反复涂擦10秒，协助吹干、光照。	粘结剂未传递 光照时间不正确	-2 -2
	⑦根管充填：传递冠核修复材料并协助医生将材料注入到根管内，再将已试好的纤维桩传递于医生置于根管内，然后光照；最后传递探针检查是否完全固化（重复步骤，分层充填，直至堆核完成）。	冠核修复材料未传递 玻璃纤维根管桩未传递 探针传递不规范/未传递	-2 -2 -1/-2
	⑧牙体预备：选择不同型号的车针于医生将牙体各面组织进行切割、磨除；然后传递磨光车针于医生把牙体各轴面、边缘嵴处的线角磨圆钝。	车针选择不正确 车针未传递	-1 -1
	⑨抛光：选择合适的抛光车针传递于医生进行牙面抛光。	抛光车针传递不规范/未传递	-1/-2

续表

项　目	内　容	扣分标准	扣分
术中护理（54分）	⑩排龈：牙体制备完成后，传递排龈线和排龈刀于医生进行排龈，止血；嘱患者切勿漱口。	排龈刀传递不规范/未传递 排龈线未传递	-1/-2 -2
	⑪制取印模：参照制取印模护理操作技术。	印模材料调拌方式/剂量/时间/性状不规范(1分/项)	-4
	⑫灌注模型：参照石膏模型灌注护理操作技术。	石膏材料调拌方式/剂量/时间/性状不规范(1分/项)	-4
	⑬比色：传递比色板于医生协助比色，填写设计单并送义齿制作中心制作。	比色板未传递	-1
	⑭要点： a. 全过程遵循无菌操作技术。 b. 保持术野清晰，及时调节灯光、吸唾吸尘。 c. 观察患者反应做好心理护理。 d. 操作熟练配合默契。	违反无菌原则 吸唾方式不规范 灯光调节不规范 心理护理不到位 配合不默契 操作紧张慌乱	-3 -3 -2 -2 -2 -2
术后护理（12分）	同椅旁四手操作护理技术标准评分细则。		

健康指导

1. 术前

（1）介绍牙体缺损治疗的相关知识，治疗的步骤、治疗时间、预后等情况。

（2）指导患者在治疗过程中用鼻呼吸，避免误吞细小器械；如有不适举左手示意，不可随意说话、起身、蹬腿、扭动身躯等。

2. 术后

（1）嘱患者及时来院试戴暂时冠，并说明试戴暂时冠的重要性。

（2）嘱患者注意口腔卫生，按时复诊。

注意事项

（1）严格遵守三查七对，加强无菌观念。

（2）及时观察患者病情，做好心理护理。

（3）熟练掌握四手操作技术。

四、可摘局部义齿修复护理操作评分细则

项　目	内　容	扣分标准	扣分
定　义 (3分)	利用天然牙和基托下黏膜及骨组织作支持,依靠义齿的固位体和基托来固位,用人工牙恢复缺失牙的形态和功能,用基托材料恢复缺损的牙槽突及软组织形态,患者能够自行摘戴的一种修复体。	未掌握	-3
适应证 (3分)	适用于各类牙列缺损,尤其是游离端缺牙者;缺牙伴有牙槽骨、颌骨或软组织缺损者;在拔牙创愈合阶段或处于生长发育期少年所制作的过渡性义齿;基牙或余留牙松动不超过Ⅱ°,牙槽骨吸收不超过牙根1/2者,修复牙列缺损的同时可固定松动牙形成可摘义齿性夹板;多种原因造成咬合过低,需恢复垂直距离者;不接受或不能耐受制作固定义齿所必需的牙体组织磨切者;要求拔牙后即刻戴牙或因其他特殊需要制作即刻义齿,化妆义齿者;年老体弱,全身健康条件不允许作固定义齿者。	未掌握	-3
用物准备 (10分)	常规器物:一次性检查盘　干棉球　酒精棉球　棉签　胶布　吸引器　胸巾　口杯　纸巾　镜子等 牙体预备器物:高速涡轮手机　各型车针　托盘　比色板　蜡刀等 材料:印模材料　红蜡片等 试戴器物:低速涡轮手机　各类技工钳　各型车针　持针器等 材料:甲紫等	用物准备不齐全 未检查器械的工作状态 未检查仪器的功能 未核对物品名称、有效期、品质	-3 -2 -2 -3
术前护理 (18分)	同椅旁四手操作护理技术标准评分细则。		

续表

项 目	内 容	扣分标准	扣分
术中护理（54 分）	①口腔检查：左手持探针一侧末端，右手持口镜非工作末端同时传递于医生进行口内检查、旧义齿检查，了解余留牙，缺牙间隙、软组织相关情况等。	检查器械传递不规范/未传递	-1/-2
	②牙体预备：安装高速涡轮手机并选择合适的车针传递于医生修整牙体形态和咬合关系，为𬌗支托和卡环预留足够间隙。	涡轮手机未安装 车针选择不正确 车针未传递	-2 -2 -2
	③制取印模、灌注模型：参照制取印模、石膏模型灌注护理操作技术。	印模材料调拌方式/剂量/时间/性状不规范(1 分/项) 石膏材料调拌方式/剂量/时间/性状不规范(1 分/项)	-4 -4
	④确定、转移𬌗关系：缺牙的数目和位置不同，确定颌位关系的难易程度和操作方法也不一样，但必须在模型和𬌗架上准确地反映出上下牙的𬌗关系。 方法一：利用余留牙确定上下颌牙的𬌗关系：传递模型于医生进行模型的上下颌试咬合，并与患者口内实际咬合进行核对，然后将有色铅笔传递于医生在模型的相关位置画线，确定𬌗关系。 方法二：利用蜡𬌗记录确定上下颌关系：准备酒精灯，传递蜡片于医生，在患者口内确定上下𬌗关系，待冷却后取出并做好蜡关系保存。 方法三：利用𬌗堤记录上下颌关系：准备酒精灯、蜡刀和蜡片，让医生在模型上制作暂基托和𬌗堤，然后协助医生将其放入患者口中作正中𬌗位咬合，待冷却后取出放回模型取确定正确的颌位关系。	方法一： 模型未传递 有色铅笔未传递 方法二： 蜡片未传递 酒精灯未准备 蜡关系保存不规范 方法三： 蜡片未准备 酒精灯未传递 蜡刀未传递	 -3 -3 -2 -2 -2 -2 -2 -2
	⑤比色：传递比色板于医生协助比色，填写设计单并送义齿制作中心制作。	比色板未传递	-2
	⑥核对：取已制作、消毒后的义齿置于检查盘内，并进行核对，使设计与医嘱相符，避免发生错戴义齿。	未核对	-2

续表

项　目	内　容	扣分标准	扣分
术中护理（54分）	⑦就位与调试：安装低速涡轮手机并选择合适的车针传递于医生对义齿基托部位进行调试，直至调改后义齿在口内固位良好，然后传递咬合纸于医生对义齿进行咬合关系的调整，必要时传递技工钳于医生对卡环进行调整。	涡轮手机未安装 车针选择不正确 车针未传递 咬合纸未传递 技工钳传递不规范/未传递	−2 −2 −2 −2 −1/−2
	⑧抛光：待义齿就位顺利，不松动、咬合无早接触点后，可以进行抛光（开启已上抛光粉的抛光轮，双手持义齿平稳地逆时针抛光，抛光均匀后流动清水冲洗）。	未协助抛光	−2
	⑨指导患者戴牙：指导患者自行正确取戴义齿，递镜子于患者自行练习，直至熟练取戴义齿。	未指导患者	−2
	⑩要点： a. 全过程遵循无菌操作技术。 b. 保持术野清晰，及时调节灯光、吸唾吸尘。 c. 观察患者反应做好心理护理。 d. 操作熟练配合默契。	违反无菌原则 吸唾方式不规范 灯光调节不规范 心理护理不到位 配合不默契 操作紧张慌乱	−3 −3 −2 −2 −2 −2
术后护理（12分）	同椅旁四手操作护理技术标准评分细则。		

健康指导

1. 术前

（1）向患者介绍活动义齿修复的相关知识、治疗步骤、治疗时间、预后、费用等。

（2）指导患者在治疗过程中用鼻呼吸，如有不适举左手示意，不可随意说话、起身、蹬腿、扭动身躯等。

2. 术后

（1）指导患者使用正确的戴牙方法，如戴用不适，应及时就诊，就诊调改时应先试戴30分钟。

（2）嘱患者每次饭后取出清洗，睡前取出清洗后放入盛有冷水的口杯中浸泡，次日早晨取出冲洗后戴入。

(3) 嘱患者切勿用义齿咬过硬、过黏的食物,不可将义齿放入沸水、乙醇中消毒,以免义齿变形。不用时可将义齿置于冷水中。

(4) 嘱患者保持口腔卫生,定期进行口腔检查。

注意事项

(1) 严格遵守三查七对,加强无菌观念。

(2) 根据不同的患者进行不同的护理,尤其是老年患者的护理,要注重心理护理。

(3) 熟练掌握四手操作技术。

五、全口义齿修复护理操作评分细则

项　目	内　容	扣分标准	扣分
定义 (3分)	为牙列缺失患者制作的义齿称全口义齿,俗称总义齿;由基托和人工牙两部分组成。全口义齿靠义齿基托与黏膜紧密贴合及边缘封闭产生的吸附力和大气压产生固位,吸附在上下颌牙槽突上,借基托和人工牙恢复患者面部的形态和功能。	未掌握	−3
适应证 (3分)	上下颌均为无牙颌的患者。	未掌握	−3
用物 准备 (10分)	常规器物:一次性检查盘　干棉球　酒精棉球　棉签　胶布　吸引器　胸巾　口杯　纸巾　镜子等 全口义齿修复器物:低速涡轮手机　各型车针　无牙颌托盘　蜡刀　垂直距离测量尺　殆平面板等 材料:印模材料　红蜡片　甲紫等	用物准备不齐全 未检查器械的工作状态 未检查仪器的功能 未核对物品名称、有效期、品质	−3 −2 −2 −3
术前护理(18分)	同椅旁四手操作护理技术标准评分细则。		
术中 护理 (54分)	①口腔检查:传递口镜于医生进行全面、系统的口腔检查。	传递方式不规范/未传递	−1/−3
	②制取印模:参照制取印模护理操作技术。	印模材料调拌方式/剂量/时间/性状不规范(1分/项)	−4
	③灌注模型:参照石膏模型灌注护理操作技术。	石膏材料调拌方式/剂量/时间/性状不规范(1分/项)	−4

续表

项　目	内　容	扣分标准	扣分
术中护理（54分）	④确定颌关系：传递蜡片、酒精灯、蜡刀于医生在模型上制作暂基托和殆堤，然后将其放入患者口中做正中殆位咬合，并根据需要传递垂直距离测量尺或殆平面板于医生确定正确的颌位关系，待冷却后取出放置于模型上并协助医生将其固定，最后送义齿制作中心进行义齿制作。	蜡片未传递 酒精灯未准备 蜡刀未传递 垂直距离测量尺/殆平面板未传递	−2 −2 −3 −3
	⑤核对：取已制作、消毒后的义齿置于检查盘内，并进行核对，使设计与医嘱相符，避免发生错戴义齿。	未核对	−2
	⑥就位与调试：安装低速涡轮手机并选择合适的车针传递于医生对义齿基托部位进行调试，直至调改后义齿在口内固位良好，然后传递咬合纸于医生对义齿进行咬合关系的调整。	涡轮手机未安装 车针选择不正确 车针未传递 咬合纸未传递	−3 −3 −3 −3
	⑦抛光：待义齿就位顺利，不松动、咬合无早接触点后，可以进行抛光。（开启已上抛光粉的抛光轮，双手持义齿平稳地逆时针抛光，抛光均匀后流动清水冲洗。）	未协助抛光	−3
	⑧指导患者戴牙：指导患者自行正确取戴义齿，递镜子于患者自行练习，直至熟练取戴义齿。	未指导患者	−2
	⑨要点： a. 全过程遵循无菌操作技术。 b. 保持术野清晰，及时调节灯光、吸唾吸尘。 c. 观察患者反应做好心理护理。 d. 操作熟练配合默契。	违反无菌原则 吸唾方式不规范 灯光调节不规范 心理护理不到位 配合不默契 操作紧张慌乱	−3 −3 −2 −2 −2 −2
术后护理（12分）	同椅旁四手操作护理技术标准评分细则。		

健康指导

1. 术前

(1) 向患者介绍全口义齿修复的相关知识、治疗步骤、治疗时间、预后等。

(2) 指导患者在治疗过程中用鼻呼吸,如有不适举左手示意,不可随意说话、闭嘴、起身、蹬腿、扭动身躯等。

2. 术后

(1) 初戴义齿后可能会出现咀嚼不便、唾液增多、异物感、恶心或说话吐字不清等情况,一般经过一段时间适应后这些情况会逐渐消失。

(2) 指导患者正确的戴牙方法,如戴用不适,应及时就诊,就诊调改时应先试戴30分钟。

(3) 嘱患者每次饭后取出清洗,睡前取出清洗后放入盛有冷水的口杯中浸泡,次日早晨取出冲洗后戴入。

(4) 嘱患者切勿用义齿咬过硬、过黏的食物,不可将义齿放入沸水、乙醇中消毒,以免义齿变形。不用时可将义齿置于冷水中。

(5) 嘱患者保持口腔卫生,定期进行口腔检查。

注意事项

(1) 严格遵守三查七对,加强无菌观念。

(2) 根据不同的患者进行不同的护理,尤其是老年患者的护理,要注重心理护理。

(3) 熟练掌握四手操作技术。

六、拆除不良修复体护理操作评分细则

项　目	内　容	扣分标准	扣分
目的 (3分)	去除危害健康组织、生理功能不正确的修复体。	未掌握	−3
适应证 (3分)	设计不当、制作粗糙、质量低劣或修复体已经失去功能并刺激周围组织而又无法调改时。	未掌握	−3
用物准备 (10分)	常规器物:一次性检查盘　干棉球　酒精棉球　吸引器　胸巾　口杯　纸巾　镜子等 器物:高速涡轮手机　破冠车针　开冠挺　去冠器(或超声脱冠器和破冠钳)　持针器等	用物准备不齐全 未检查器械的工作状态 未检查仪器的功能	−3 −2 −2

续表

项 目	内 容	扣分标准	扣分
术前护理（18分）	同椅旁四手操作护理技术标准评分细则。		
术中护理（54分）	①口腔检查：左手持探针一侧末端，右手持口镜非工作末端同时传递于医生进行口腔检查。	检查器械传递不规范/未传递	-2/-5
	②冠的破除：安装高速涡轮手机并选择合适破冠车针传递于医生对修复体近中轴面及殆面进行切割；一般后牙全冠可在颊舌侧切穿修复体，前牙全冠在唇舌侧处切穿修复体。	涡轮手机未安装 车针选择不正确 车针未传递	-5 -5 -5
	③松动去除修复体：传递开冠挺于医生撬松冠边缘，然后传递去冠器于医生轻轻震松不良修复体，然后取下。	开冠挺传递不规范/未传递 去冠器传递不规范/未传递	-2/-5 -2/-5
	④清理牙面：传递探针于医生去除残留粘结材料，传递干棉球于医生清洁基牙；操作完毕后准备后期治疗。	探针传递不规范/未传递 干棉球未传递	-2/-5 -5
	⑤要点： a. 全过程遵循无菌操作技术。 b. 保持术野清晰，及时调节灯光、吸唾吸尘。 c. 观察患者反应做好心理护理。 d. 操作熟练配合默契。	违反无菌原则 吸唾方式不规范 灯光调节不规范 心理护理不到位 配合不默契 操作紧张慌乱	-3 -3 -2 -2 -2 -2
术后护理（12分）	同椅旁四手操作护理技术标准评分细则。		

健康指导

1. 术前

（1）向患者介绍拆除不良修复体的相关知识、治疗步骤、治疗时间、预后等。

（2）指导患者在治疗过程中用鼻呼吸，避免误吞残冠碎片，如有不适举左手示意，不可随意说话、起身、蹬腿、扭动身躯等。

2. 术后

(1) 向患者介绍不良修复体拆除后的治疗方案。

(2) 拆冠完毕请患者过目确认并嘱患者注意口腔卫生。

注意事项

(1) 严格遵守三查七对,加强无菌观念。

(2) 做好心理护理,向患者解释拆除不良修复体后修复体的不可逆性。

(3) 配合医生使用去冠器时,协助医生固定患者头部;若为下颌牙应协助保护患者颞颌关节,配合医生使用开冠挺时,嘱患者头部不能随意乱动。

(4) 熟练掌握四手操作技术。

七、暂时冠桥制作护理操作评分细则

项　目	内　容	扣分标准	扣分
定义 (3 分)	是冠桥修复牙体预备后至最终修复完成前患者不能自由摘取的临时性修复体。	未掌握	-3
适应证 (3 分)	保护牙体预备后暴露出的牙本质不受有害刺激;隔断温度对牙髓的刺激;预防牙移位;防止食物滞留;维持牙列完整性,改善患者外观及发音;做永久治疗前的患牙或基牙负荷验证,指导咬合及形态排列设计等;年老体弱患者或其他修复时机不成熟的患者暂时过渡性修复。	未掌握	-3
用物 准备 (10 分)	器物:微型电动牙钻机　抛光机　低速涡轮手机　各型车针　调拌刀　持针器　去冠器等 材料:自凝牙托水　自凝造牙粉　分离剂　铸模粉等	用物准备不齐全 未检查器械的工作状态 未检查仪器的功能 未核对物品名称、有效期、品质	-3 -2 -2 -3
术前 护理 (10 分)	①环境准备:整洁、明亮、安全、舒适。	环境准备不规范	-2
	②标准预防:衣帽整洁—洗手(按六步洗手法)—戴口罩、防护镜。	标准预防不规范	-5
	③用物准备:做到三查七对,清洁用物准备妥当并合理摆放。	用物准备不规范	-3

续表

术中护理（50分）	①模型修整：刮除石膏模型基牙上悬突处，如有缺损部位用蜡片恢复其形态；适当修整基牙上不清晰的龈缘，并将模型上的粉末刷净；然后在基牙处均匀涂布一层分离剂。	模型修整不规范/未修整 分离剂未使用	-2/-5 -5
	②调磨塑料牙面：前牙需选配颜色、大小合适的塑料牙面，将其背面磨成粗糙面，并加少量自凝牙托水湿润，使其表面溶胀。	塑料牙面选择不正确 塑料牙面处理不规范 塑料牙面未准备	-2 -2 -2
	③调拌：在橡皮杯内加入适量的自凝牙托粉和牙托水，用调拌刀调拌均匀，并加盖使其发生充分的聚合反应。	自凝塑料调拌方式/量/时间/性状不规范（1分/项）	-4
	④涂塑：待自凝塑料反应至拉丝后期、面团前期时，用调拌刀取适量自凝塑料置于基牙处，并用蘸有牙托水的棉签填压在基牙周围（从一侧压向另外一侧）。	自凝塑料涂塑不规范	-5
	⑤初步刻型：涂塑完毕后用湿润的对颌牙模型咬合，确定𬌗面形态和高度；并用雕刻刀蘸牙托水去除颈缘及邻间隙内多余塑料。	初步刻型不规范	-5
	⑥调磨：自凝塑料反应至坚硬期后，将其取出，选用合适的车针去除龈缘多余部分，修整暂时冠的解剖形态，然后对暂时冠进行抛光、消毒、干燥备用。	调磨不规范/未调磨 车针选择不正确 暂时冠未抛光	-2/-5 -3 -2
	⑦要点： a. 全过程遵循无菌操作技术。 b. 保持术野清晰，及时调节灯光、吸唾吸尘。 c. 观察患者反应做好心理护理。 d. 操作熟练配合默契。	违反无菌原则 灯光调节不规范 心理护理不到位 操作紧张慌乱	-3 -2 -3 -2
临时冠桥标准（14分）	①暂时冠桥制作完成后即要美观又要正确恢复牙体形态及功能，还要维持牙龈形态，边缘密合，无悬突。	暂时冠桥美观欠佳 牙体形态不正确 边缘不密合 边缘有悬突	-2 -2 -2 -2
	②暂时冠桥戴入口内后舒适，发音正常，邻接关系紧密接触，无松动、无早接触点。	邻接关系不密合 暂时冠桥有松动 暂时冠桥有早接触点	-2 -2 -2

续表

术后护理（10分）	①整理用物：分类放置，做好一次性物品回收、消毒工作。	整理用物不规范	-3
	②个人防护：洗手去除防护镜和口罩。	标准预防不规范	-2
	③注意事项：附后。	理论知识掌握不全	-5

注意事项

(1) 严格遵守三查七对，加强无菌观念。

(2) 熟练掌握各个牙齿的解剖形态。

(3) 若暂时冠边缘粗糙容易使菌斑沉积，对牙周组织造成损伤，故暂时冠要求边缘密合、无悬突，表面抛光。

(4) 熟练掌握自凝塑料的性能及使用注意事项。

(5) 掌握各类仪器的使用注意事项、保养、维护。

八、制取印模护理操作评分细则

项目	内容	扣分标准	扣分
定义（3分）	模型是患者牙、牙弓、牙槽、基骨、腭盖等形态及上下㸦关系的精确复制，可分记存模和工作模。	未掌握	-3
目的（3分）	记存模：治疗前、中、后对照观察和分析；病历展示重要组成分；司法鉴定重要法律依据。 工作模：在模型上制作固定义齿和活动义齿；各种活动矫治器、保持器等矫正装置制作。	未掌握	-3
用物准备（10分）	常规器物：托盘　手套　剪刀　口杯　纸巾　镜子等 藻酸盐印模材料制取印模器物：藻酸盐印模材料　橡皮碗　石膏调拌刀　量杯　量勺等 硅橡胶印模材料制取印模器物：硅橡胶印模材料　硅橡胶印模修整刀　自动混合枪混合管　口内注射头等	用物准备不齐全 未检查器械的工作状态 未检查仪器的功能 未核对物品名称、有效期、品质	-3 -2 -2 -3

续表

术前护理（14分）	①环境准备：诊室整洁、明亮、安全、舒适，口腔综合治疗椅功能正常。	环境准备不规范	−2
	②标准预防：衣帽整洁—洗手（按六步洗手法）—戴口罩。	标准预防不规范	−5
	③患者准备：接诊患者，安排舒适的椅位，核对患者姓名、诊治医生姓名、制取印模类型。传递纸巾、口杯，指导患者制取印模前漱口。并进行有效的沟通，做好心理护理，指导患者制取印模过程中的配合。	患者准备不规范 心理护理不到位	−2 −2
	④用物准备：做到三查七对，准备清洁用物后，洗手戴手套，准备无菌用物。	违反无菌原则	−3
术中护理（46分）	①选择托盘：检查患者的口腔情况，根据患者牙弓大小、形状、高低、错𬌗的类型、牙齿异位萌出的情况、失牙的部位和数目选择合适的托盘（遇到特殊患者如唇腭裂、正颌外科等口腔情况复杂，可制作个别托盘）。	患者口腔未检查 托盘选择不规范/未选择	−2 −1/−2
	②制取印模： 方法一：藻酸盐印模材料 a. 取适量印模材料置于橡皮碗中，加入适量的水，并开始轻轻调拌10～20秒，使印模材料和水均匀掺和。然后加快调拌速度，转动橡皮碗，约1分钟左右完成调拌；调拌后反复用调拌刀在碗内折叠，挤压印模材料以排出印模材料中的空气。 b. 印模材料置于托盘：调拌完成后，将印模材料压刮于橡皮碗的一侧，制取上颌模型时将材料形成团状，用调拌刀取出从上颌托盘的远中向近中推入，防止产生气泡；制取下颌模型时将材料刮成条状于调拌刀上，从下颌托盘的一端向另一端放入印模材料。注意：堆放在托盘上的材料应表面光滑、均匀适量、无气泡，材料凝固时间控制在3～5分钟。	方法一： a. 水、粉比例不正确 中途加粉或加水 调拌方式/性状/速度/调和时间不规范（1分/项） 调拌时有粉液溅出 未排气挤压 b. 印模材料置于托盘方法不正确	 −3 −3 −4 −2 −3 −2

续表

项　目	内　容	扣分标准	扣分
术中护理(46分)	c. 制取印模：用口镜牵拉患者口角，将托盘旋转置于患者口腔内，托盘柄要对准唇系带，由后向前均匀轻压就位；在印模材料未凝固前牵拉唇、颊肌肉(上颌向前、下、内，下颌向前、上、内)，做肌功能修整；取下颌印模时还要嘱患者将舌抬起、伸出(不能伸出口外)，并左右轻轻摆动。以双手固定托盘(按压在双尖牙区)至印模材料凝固。	c. 托盘柄未对准唇系带 托盘未旋转置于口腔内 未做肌功能修整 固定方式不正确	−2 −2 −2 −2
	d. 取出印模：印模硬固后，先脱取后部，再沿牙体长轴取下印模，防止脱模和变形。从口内取出上颌托盘时困难，可嘱患者发"啊"声或咳嗽，使空气进入印模材料与上颌腭顶之间，解除负压，以便脱出。	d. 脱模方式不正确	−2
	方法二：硅橡胶印模材料(分为一步法取印模和两步法取印模)	方法二：	
	(一) 一步法取印模	(一) 一步法取印模	
	a. 将精细硅橡胶印模材料的容器桶装入自动混合枪上，装上混合管和口内注射头传递于医生注射在基牙处。	a. 精细硅橡胶印模材料未准备 混合头未安装 口内注射头未安装 自动混合枪未传递	−5 −3 −3 −5
	b. 取一定比例的基质和催化剂混合后形成初次印模装在托盘里，在患牙部位压出一个与患牙相应大小的窝，填入精细硅橡胶印模材料后传递托盘于医生进行制取印模。待印模材料结固后取出。	b. 基质/催化剂比例不正确 调拌方式/性状/速度/调和时间不规范(1分/项) 托盘未传递	−4 −4 −3
	(二) 两步法取印模	(二) 两步法取印模	
	a. 取一定比例的基质和催化剂混合形成初次印模后装在托盘里，传递于医生制取印模，待初次印模凝固取出后。	a. 基质/催化剂比例不正确 调拌方式/性状/速度/调和时间不规范(1分/项)	−3 −4

续表

项　目	内　容	扣分标准	扣分
术中护理（46分）	b. 将精细硅橡胶印模材料的容器桶装入自动混合枪上，装上混合管和口内注射头备用。传递硅橡胶印模修整刀于医生对初印模进行修整，待修整完毕准备二次取模。同时与医生合作将精细硅橡胶印模材料注射至初次印模托盘上，再传递自动混合枪于医生注射在基牙处；待医生注射完毕后，接回自动混合枪同时传递初次印模托盘于医生重新就位于牙列上，待印模材料结固后取出。 备注：全口义齿的制取印模为一次印模法和二次印模法。一次印模法方法同上，当采用硅橡胶制取印模时，精细硅橡胶印模材料应直接注射到初次印模托盘上，进行制取印模。二次印模法则先用印模膏或藻酸盐印模材料制取初印模，用该印模灌注石膏模型，在其上制作个别托盘，然后再用终印模材（如硅橡胶等，方法同上）取得精确度高的终印模。	b. 精细硅橡胶印模材料未准备 混合头未安装 口内注射头未安装 硅橡胶印模修整刀未传递 自动混合枪未传递 托盘未传递	-5 -2 -2 -3 -5 -3
	③印模处理：嘱患者漱口，并以清水冲洗去除印模表面的唾液，检查印模是否清晰、完整、有无气泡、材料分布是否均匀，然后送至模型室准备进行灌注。	印模未冲洗 印模未检查	-3 -3
	④要点： a. 全过程遵循无菌操作技术。 b. 观察患者反应做好心理护理。 c. 操作熟练。	违反无菌原则 心理护理不到位 动作粗鲁 操作紧张慌乱	-3 -2 -2 -2
印模标准（12分）	①印模准确清晰：印模要求牙，牙弓，基骨，移行皱襞，腭穹，唇系带等部分准确清晰，并能准确反映出患者牙殆的情况。	印模不清晰 印模中线不齐 牙殆情况未准确反映	-3 -2 -2
	②印模无气泡，材料分布均匀，材料具有色泽好、精确度高、形变率低等特性。	印模有气泡 材料分布不均匀	-3 -2

续表

项　目	内　容	扣分标准	扣分
术后护理（12分）	同椅旁四手操作护理技术标准评分细则。		

健康指导

1. 术前

(1) 向患者解释制取印模的目的和作用，以取得患者的合作。

(2) 做好心理护理，制取印模过程中若患者出现恶心呕吐现象，可嘱其采用低头、鼻吸气等措施缓解症状。

2. 术后

(1) 协助患者整理面容。

(2) 嘱患者注意口腔卫生，按预约时间复诊。

注意事项

(1) 严格遵守三查七对，加强无菌观念。

(2) 及时观察患者病情，做好心理护理。

(3) 调拌藻酸盐印模材料时熟悉掌握"8字法"或"旋转法"调拌，使调拌刀与橡皮碗内壁平面接触，在开始调拌后发现水粉比例不当时不宜再向橡皮碗内添加水或粉。

(4) 印模材料置于托盘时要求托盘与上、下牙弓内外侧应有3～4mm的间隙；边缘不能超过黏膜转折，在唇，颊系带部位应有相应的切迹；不妨碍唇、颊、舌的运动；上颌托盘后缘盖过上颌结节，下颌托盘后缘盖过最后磨牙或磨牙后垫。

(5) 硅橡胶印模材料的一步取印模法节约时间，获得印模准确，但技术要求高。两步取印模法便于获得龈缘印模，但因需取两次印模而费时且初印模二次就位时易影响准确性。

九、石膏模型灌注护理操作评分细则

项　目	内　容	扣分标准	扣分
定义（3分）	模型是患者牙、牙弓、牙槽、基骨、腭盖等形态及上下𬌗关系的精确复制，分为记存模和工作模。	未掌握	−3
目的（3分）	记存模：用于治疗前、中、后对照观察和分析；病历展示的重要组成部分；司法鉴定的重要法律依据。 工作模：在模型上制作固定义齿和活动义齿；各种活动矫治器、保持器等矫正装置制作。	未掌握	−3

续表

项　目	内　容	扣分标准	扣分
用物准备(6分)	器物:模型　橡皮碗　调拌刀　量杯　量勺　成品橡皮托　抹布等 材料:白石膏　超硬石膏等	用物准备不齐全 未核对物品名称、有效期、品质	-3 -3
术前护理(10分)	①环境准备:整洁、明亮、安全、舒适。	环境准备不规范	-2
	②标准预防:衣帽整洁—洗手(按六步洗手法)—戴口罩、防护镜。	标准预防不规范	-5
	③用物准备:做到三查七对,清洁用物准备妥当并合理摆放。	用物准备不规范	-3
术中护理(56分)	①印模检查:模型灌注前,先将印模消毒,在流动水下冲洗直至无唾液、血渍;然后仔细检查印模是否达到所需要求(如是否脱模、有无气泡、是否清晰等)。	印模未冲洗 印模未检查	-3 -3
	②调拌石膏:根据修复体制作种类的不同,选择合适的石膏严格按产品说明中水、粉比例混合调拌均匀;若发现水、粉比例不合适,不应中途再加入粉或水,此时应停止操作弃之重新调拌(因为这种操作可在模型内形成不规则块状物,使凝固时间不同步,致使模型强度下降。调拌时间过长,会使模型材料结晶中心增多,凝固时间加快,导致材料膨胀率变大,强度变低)。	石膏类型选择不正确 水、粉比例不正确 中途加粉或加水 调拌方式/次数/速度/调和时间不规范(1分/项)	-3 -5 -5 -4
	③振荡气泡:待石膏调拌均匀后,震动橡皮碗排出气泡。	气泡未震荡	-3
	④模型灌注:用调拌刀刀尖取少量调好的石膏置于印模的高点处,另一手持托盘轻轻振动,使石膏逐渐从高处流向印模的牙冠处,然后继续灌注石膏至整个印模(也可以采用从一侧向另一侧灌注的方法)。	模型灌注方式不正确 石膏剂量不正确	-5 -5
	⑤模型放置:待石膏不再流动时,将其翻置于盛有同样材料的有特定形状的成品橡皮托内,待石膏结固,即可获得规范的模型;并根据模型放置要求放置在模型区。	模型翻置时间/方式不正确	-4

续表

项 目	内 容	扣分标准	扣分
术中护理（54分）	⑥模型分离：待石膏冷却后将模型顺牙体长轴从印模中小心分离出来；模型分离后，仔细检查其是否清晰、有无气泡、边缘是否完整等。	模型分离时间/分离方式不正确 模型未检查	-4 -3
	⑦模型处理：对符合要求的模型进行修整、消毒，并在模型上标注诊治医生和患者姓名，以免混淆；然后送义齿制作中心制作或记存。	模型处理不正确	-3
	⑧要点： a. 全过程遵循消毒操作技术。 b. 掌握各种石膏的性能。 c. 操作熟练。	违反消毒原则 各种石膏性能了解不规范 操作紧张慌乱	-2 -2 -2
模型标准（12分）	①模型要能准确反映口腔组织解剖的精细结构，即要求尺寸稳定，精确度高，模型清晰，无表面缺陷，如气泡，石膏瘤等。	模型不清晰 模型中线不齐 模型有气泡	-2 -2 -2
	②模型表面应光滑，易脱模。表面硬度高，能经受修复体制作时的磨损。压缩强度大，不易破碎和破损。	模型硬度不够	-2
	③模型的最薄厚度应在10mm以上，边缘宽度以3～5mm为宜；模型的基底面要与假想殆平面平行，后面及各侧面要与基底面垂直。	模型边缘宽度不够 模型基底面厚度不够 模型与假想殆平面未平行 模型与后面及各侧面未垂直	-1 -1 -1 -1
术后护理（10分）	①整理用物：分类放置，做好一次性物品的回收和橡皮碗、调拌刀的消毒工作。	整理用物不规范	-3
	②个人防护：洗手去除防护镜和口罩。	标准预防不规范	-2
	③注意事项：附后。	理论知识掌握不全	-5

注意事项

(1) 灌注普通白石膏时，应先在橡皮碗内注入所需的水，然后逐步加入适量白石膏粉，直到所有石膏沉入水中，表面无多余水分，接着用调拌刀向同一方向混合调拌均匀，并轻轻振荡排出气泡；而灌注超硬石膏时，则需先在橡皮碗内放入适量超硬石膏，然后加入所需的水。

(2) 调拌模型材料要严格按产品说明书中水、粉比例和调和时间进行操作。

(3) 一般已灌注的石膏模型在凝固30分钟后会出现发热现象,不同的模型材料灌注模型后所要求的模型分离时间是不同的。一般而言普通白石膏应在灌注后1小时再分离模型,硬石膏和超硬石膏分离模型时间应更长一些,灌注6小时后再分离模型最好,因此时石膏模型强度接近最大值。

(4) 过早地从印模中分离模型可致模型的薄弱部分折断。有时为了防止孤立牙折断,灌注时在印模中该牙的部位插入一小竹签或金属钉类物品,加强该石膏牙的强度。

第七章 口腔正畸治疗护理配合

口腔正畸治疗的护理操作是在正畸学及护理学的基础上，根据正畸治疗操作步骤，结合基础护理操作程序，以满足正畸患者的生理、心理、社会及文化需求为目的的操作技术。本章主要介绍固定矫治器粘结术、活动矫治器试戴、埋伏牙开窗导萌术、微种植支抗钉植入术等正畸治疗操作的理论知识、护理配合及评分细则。

一、固定矫治器粘结术护理操作评分细则

项　目	内　容	扣分标准	扣分
定义（3分）	固定矫治器是粘着或结扎而固定在牙面上的矫治器。具有固位良好，支抗充分，适合施加各种类型矫治力，利于多数牙齿移动，并能有效控制牙齿移动方向等特性，由带环、托槽、弓丝及附件组成。	未掌握	−3
适应证（3分）	适用于使用固定矫治器治疗的错
聆畸形。	未掌握	−3
用物准备（10分）	常规器物：一次性检查盘　干棉球　酒精棉球　吸引器　胸巾　口杯　纸巾　镜子等 粘结器物：高低速涡轮手机　各型车针　抛光杯　开口器　带环挺　技工钳一套　带环　托槽　弓丝　结扎圈　打火机等 材料：玻璃离子粘固剂　各类粘合剂　抛光膏　酸蚀剂等	用物准备不齐全 未检查器械的工作状态 未检查仪器的功能 未核对物品名称、有效期、品质	−3 −2 −2 −3
术前护理（18分）	同椅旁四手操作护理技术标准评分细则。		
术中护理（54分）	①口腔检查：左手持探针一侧末端，右手持口镜非工作末端同时传递于医生进行口腔检查。	检查器械传递不规范/未传递	−1/−2
	②清洁牙面：安装低速涡轮手机，传递抛光杯于医生清洁患者牙面软垢，协助吸唾。	涡轮手机未安装 车针选择不正确 车针未传递	−2 −1 −1

续表

项 目	内 容	扣分标准	扣分
术中护理(54分)	③试戴带环:传递探针于医生取出分牙簧,用牙用镊夹取带环传递于医生试戴至支抗牙上,然后传递带环挺于医生将带环在支抗牙上密合就位。必要时传递合适的磨头于医生调改带环至合适的形状。	探针传递不规范/未传递 带环挺传递不规范/未传递	-1/-2 -1/-2
	④隔湿:协助医生隔湿、干燥,并将试戴好的带环清洗、吹干备用。	未协助隔湿 带环未清洗干燥	-1 -1
	⑤调制玻璃离子粘固剂:根据支抗牙的数量和带环大小,取适量的玻璃离子粘固粉和液置于玻璃板上,将玻璃离子粘固剂调拌至拉丝状(参照玻璃离子粘固剂调拌护理操作评分细则)。	材料的调拌方式/量/时间/性状不规范(1分/项)	-4
	⑥粘结带环:将带环龈缘朝上,𬌗缘朝下置于小纸片上,用调拌刀将调好的粘固材料涂于带环内壁,按就位方向传递于医生,并快速传递带环挺于医生将带环完全就位;最后传递干棉球于医生去除多余的粘固材料。	带环未传递 带环挺传递不规范/未传递 干棉球未传递	-2 -1/-2 -1
	⑦酸蚀牙面:协助医生再次清洁牙面后,传递开口器于医生撑开患者口角;传递酸蚀剂于医生酸蚀患者牙面,酸蚀后协助医生冲洗、隔湿、干燥牙面。	开口器未传递 干棉球未传递 酸蚀剂未传递	-1 -1 -1
	⑧调制粘合材料(以京津粘合剂为例):取等量A、B组分的底胶液体,按1:1比例滴至玻璃板上,调拌均匀后用小棉球蘸少许传递于医生涂于酸蚀后的牙面上,使牙面形成均匀的一薄层;然后快速取等量A、B组分的糊剂,按1:1比例分别置于玻璃板上,用塑料调拌刀将其调拌均匀。	粘合剂调拌方式/量/时间/性状不规范(1分/项)	-4

续表

项　目	内　容	扣分标准	扣分
术中护理（54分）	⑨粘结托槽：右手握持调拌刀一端将粘合剂均匀置于托槽底面并快速传递于医生将托槽粘结于牙面，然后传递探针于医生去除多余的粘合剂，涂有粘合剂的托槽与探针多次交替传递于医生，直至完成整个粘结过程。操作过程中嘱患者鼻呼吸，勿动，待1～2分钟粘合材料固化后，取下开口器。	托槽夹持不规范 托槽传递不规范 探针传递不规范/未传递	-1 -1 -1/-2
	⑩去除咬合高点：嘱患者轻轻咬合，检查有无咬合高点。若有咬合高点安装高速涡轮手机并传递合适的车针于医生去除咬合高点。	涡轮手机未安装 车针未传递	-2 -1
	⑪固位弓丝：选择合适的弓丝传递于医生，然后传递粗丝切断钳去除多余部分，并协助医生将弓丝固定于托槽槽沟内，最后持两把持针器夹持结扎圈迅速交替传递于医生将弓丝固位于槽沟。	弓丝未传递 粗丝切断钳未传递 持针器传递不规范/未传递	-1 -2 -1/-2
	⑫要点： a. 全过程遵循无菌操作技术。 b. 保持术野清晰，及时调节灯光、吸唾吸尘。 c. 观察患者反应做好心理护理。 d. 操作熟练配合默契。	违反无菌原则 吸唾方式不规范 灯光调节不规范 心理护理不到位 配合不默契 操作紧张慌乱	-3 -3 -2 -2 -2 -2
术后护理（12分）	同椅旁四手操作护理技术标准评分细则。		

健康指导

1. 术前

（1）介绍固定矫治的相关知识，固定矫治器粘结术的步骤、治疗时间等。

（2）指导患者在粘结过程中用鼻呼吸，不能随意讲话、转动头部及躯干，不要吞咽，防止托槽滑脱而误吞，如有不适举左手示意。

2. 术后

（1）初戴固定矫治器后，牙齿可能出现轻度反应性疼痛或不适，一般持续3～5天后症状即可减轻及消失。

（2）戴用固定矫治器的治疗过程中，不能进食过硬、过黏食物，以防矫治器损坏；发现矫治器损坏而影响到口腔功能时，应及时与诊治医生联系，确定是否需要处理。

(3) 戴固定矫治器期间注意口腔卫生，否则会影响口腔健康及矫治进程。

(4) 定期复诊，一般4~6周复诊一次。如不能准时复诊，需提前与诊治医生联系另外预约复诊时间。

注意事项

(1) 严格遵守三查七对，加强无菌观念。

(2) 及时观察患者病情，做好心理护理。

(3) 托槽传递原则：所有的标志点都朝向龈方远中，前牙托槽方向与牙体长轴平行，后牙托槽方向与牙体长轴垂直，一般从下到上，左到右传递。

(4) 熟练掌握四手操作技术。

二、活动矫治器试戴护理操作评分细则

项　目	内　容	扣分标准	扣分
定义 (3分)	活动矫治器是一种可自行摘戴，纠正错𬌗畸形的矫正装置。医生根据治疗需要，可在矫治器上设计产生矫治力的附件，以便达到矫治错𬌗畸形的目的。它由固位、加力、连接装置三部分组成。	未掌握	-3
适应证 (3分)	纠正前牙反𬌗；扩大牙弓；解除深覆𬌗；纠正下颌后缩等。	未掌握	-3
用物 准备 (10分)	常规器物：一次性检查盘　干棉球　酒精棉球　吸引器　胸巾　口杯　纸巾　镜子等 调改器物：低速涡轮手机　各型车针　技工钳一套等	用物准备不齐全 未检查器械的工作状态 未检查仪器的功能 未核对物品名称、有效期、品质	-3 -2 -2 -3
术前护理 (18分)	同椅旁四手操作护理技术标准评分细则。		
术中 护理 (54分)	①口腔检查：左手持探针一侧末端，右手持口镜非工作末端同时传递于医生进行口腔检查。	检查器械传递不规范/未传递	-2/-5
	②核对：取已制作、消毒后的活动矫治器置于检查盘内，并进行核对，使设计与医嘱相符，避免发生错戴矫治器。	矫治器准备不规范	-5

续表

项　目	内　容	扣分标准	扣分
术中护理（54分）	③试戴：传递矫治器于医生在患者口内试戴，并让患者戴活动矫治器适应30分钟，然后左手持口镜非工作末端传递于医生检查有无压痛，以便及时处理避免发生创伤性溃疡。	口镜传递不规范/未传递	−2/−5
	④调试：安装低速涡轮手机，传递磨头于医生调改矫治器的基托部位；必要时传递技工钳调整卡环的固位部位和弓丝的加力部位，使活动矫治器在口内就位顺利，不松动、咬合无早接触点等。	涡轮手机未安装 车针选择不正确 车针未传递 技工钳传递不规范/未传递	−5 −5 −5 −2/−5
	⑤取戴：指导患者自行正确取戴矫治器（幼儿家长帮助戴用），传递镜子于患者自行练习，直至熟练取戴活动矫治器。	镜子未传递	−5
	⑥要点： a. 全过程遵循无菌操作技术。 b. 保持术野清晰，及时调节灯光、吸唾吸尘。 c. 观察患者反应做好心理护理。 d. 操作熟练配合默契。	违反无菌原则 吸唾方式不规范 灯光调节不规范 心理护理不到位 配合不默契 操作紧张慌乱	−3 −3 −2 −2 −2 −2
术后护理（12分）	同椅旁四手操作护理技术标准评分细则。		

健康指导

1. 术前

(1) 介绍活动矫治器的相关知识，治疗步骤，治疗时间、目的及作用等。

(2) 指导患者在治疗过程中用鼻呼吸，不能随意讲话，转动头部及躯干，如有不适举左手示意。

2. 术后

(1) 说明初戴活动矫治器时可能会有口腔异物感，一般2～3天即可适应；如出现发音不清现象，应坚持戴用，约1周后会有好转；影响发音者，多读书、多讲话直到发音清楚。

(2) 嘱患者勿戴矫治器进食硬物及大块食物；唯殆垫式活动矫治器除外，需戴着进食。

(3) 活动矫治器有异物感，且可自由取戴，患者往往不能坚持戴用，因此要充分调动患者及家长的积极性，对青少年患者应同时对其家长交代注意事项及健康指导以便对其督促。

(4) 嘱患者正确取戴矫治器，并严格按照医嘱要求戴用矫治器，否则会严重影响矫治的疗程和效果。

(5) 嘱患者保持口腔卫生，坚持每次进食后漱口刷牙，牙齿各面及矫治器均要刷干净，否则可能会导致牙龈炎症或龋齿。

(6) 妥善保管活动矫治器，特殊情况不戴时，放入硬盒内保存，勿加热消毒，防止丢失和损坏。

(7) 预约复诊时间，一般活动矫治器 2 周复诊 1 次，功能矫治器 4 ~6 周复诊 1 次。不可自行长时间戴用矫治器。如出现疼痛、牙齿松动及矫治器损害等情况，应及时就诊并带回矫治器。

(8) 指导患者纠正不良习惯。

注意事项

(1) 严格遵守三查七对，加强无菌观念。

(2) 及时观察患者病情，做好心理护理。

(3) 工作室要有良好的通风，注意操作安全，磨改矫治器时请患者闭眼，避免塑料碎渣进眼。

(4) 熟练掌握四手操作技术。

三、活动保持器试戴护理操作评分细则

项　目	内　容	扣分标准	扣分
定义 (3 分)	活动保持器是一种可以自行摘戴的正畸治疗后的保持装置。具有结构简单、佩戴容易、保持效果稳定等特点，是目前临床最为常用的一种保持器，由双曲唇弓、一对磨牙卡环和塑料基托组成。	未掌握	−3
适应证 (3 分)	错𬌗畸形在治疗结束以后，进入保持阶段的患者。	未掌握	−3
用物 准备 (10 分)	常规器物：一次性检查盘　干棉球　酒精棉球　吸引器　胸巾　口杯　纸巾　镜子等 调改器物：低速涡轮手机　车针　技工钳一套等	用物准备不齐全 未检查器械的工作状态 未检查仪器的功能 未核对物品名称、有效期、品质	−3 −2 −2 −3

续表

项　目	内　容	扣分标准	扣分
术前护理(18分)	同椅旁四手操作护理技术标准评分细则。		
术中护理(54分)	①口腔检查:左手持探针一侧末端,右手持口镜非工作末端同时传递于医生进行口腔检查。	检查器械传递不规范/未传递	-2/-5
	②核对:取已制作、消毒后的活动保持器置于检查盘内,并进行核对,使设计与医嘱相符,避免发生错戴活动保持器。	保持器准备不规范	-5
	③试戴:传递活动保持器于医生在患者口内试戴,然后传递口镜于医生检查活动保持器有无压痛,及时处理,以免发生溃疡。	口镜传递不规范/未传递	-2/-5
	④调试:安装低速涡轮手机,传递磨头于医生调改活动保持器的基托部位;必要时传递技工钳调整卡环的固力,使保持器在口内就位顺利,不松动、咬合无早接触点等。	涡轮手机未安装 车针选择不正确 车针未传递 技工钳传递不规范/未传递	-5 -5 -5 -2/-5
	⑤取戴:指导患者自行正确取戴保持器,递镜子于患者自行练习,直至熟练取戴活动保持器。	镜子未传递	-5
	⑥要点: a. 全过程遵循无菌操作技术。 b. 保持术野清晰,及时调节灯光、吸唾吸尘。 c. 观察患者反应做好心理护理。 d. 操作熟练配合默契。	违反无菌原则 吸唾方式不规范 灯光调节不规范 心理护理不到位 配合不默契 操作紧张慌乱	-3 -3 -2 -2 -2 -2
术后护理(12分)	同椅旁四手操作护理技术标准评分细则。		

健康指导

1. 术前

(1) 介绍活动保持器的相关知识,治疗步骤、时间、目的及作用等。

(2) 指导患者在治疗过程中用鼻呼吸,不能随意讲话,转动头部及躯干,如有不适举左手示意。

2. 术后

(1) 强调戴保持器是防止错殆畸形复发的有效措施,应坚持佩戴,否则可能会复发。

(2) 说明初戴时可能会有口腔异物感,应坚持戴用,一般2~3天即可适应,如出现疼痛可复诊调改。

(3) 嘱患者勿戴保持器进食硬物及大块食物。

(4) 若保持器戴用后疼痛或损坏、丢失,应及时来医院复诊。

(5) 嘱患者因保持器为塑胶制作而成,故取下后不可放在热水中浸泡,以免引起基托变形;用餐后需及时清洁口腔卫生,并尽快将保持器戴回口中。

(6) 保持器的戴用时间与患者的年龄、健康状况、错殆的类型、程度、矫治方法、疗程等因素有关,一般每3个月复诊一次,前6~9个月需全天戴用,以后6个月晚上佩戴;再6个月隔天晚上戴用直至牙齿稳定。

注意事项

(1) 严格遵守三查七对,加强无菌观念。

(2) 及时观察患者病情,做好心理护理。

(3) 工作室要有良好的通风,注意操作安全,磨改保持器时请患者闭眼,避免塑料碎渣进眼。

(4) 熟练掌握四手操作技术。

四、固定保持器粘结护理操作评分细则

项　目	内　容	扣分标准	扣分
定义 (3分)	固定保持器是一种应用和设计各种固定装置并粘结在牙齿表面以达到保持效果的矫治器,可克服患者合作因素的影响,效果稳定可靠。	未掌握	−3
适应证 (3分)	需长期或终身保持者。	未掌握	−3
用物准备 (10分)	常规:一次性检查盘　干棉球　酒精棉球　吸引器　胸巾　口杯　纸巾　镜子等 牙面处理及粘结器物:高低速涡轮手机　各型车针　抛光杯　固定保持器　咬合纸　开口器等 材料:抛光膏　酸蚀剂　各类粘合剂等	用物准备不齐全 未检查器械的工作状态 未检查仪器的功能 未核对物品名称、有效期、品质	−3 −2 −2 −3

续表

项 目	内 容	扣分标准	扣分
术前护理（18 分）	同椅旁四手操作护理技术标准评分细则。		
术中护理（54 分）	①口腔检查：左手持探针一侧末端，右手持口镜非工作末端同时传递于医生进行口腔检查。	检查器械传递不规范/未传递	−2/−5
	②核对：取已制作、消毒后的固定保持器置于检查盘内，并进行核对，使设计与医嘱相符，避免发生错戴保持器。	保持器准备不规范	−4
	③清洁牙齿舌面：安装低速涡轮手机，传递抛光杯蘸取适量抛光膏于医生清洁患者牙齿舌面的软垢，同时协助吸唾。	涡轮手机未安装 车针选择不正确 车针未传递	−2 −2 −2
	④酸蚀牙面：传递开口器于医生撑开患者口角；准备酸蚀剂并传递于医生酸蚀患者牙面，酸蚀后协助冲洗、吸唾，最后协助医生隔湿、吹干牙面。	开口器传递不规范/未传递 酸蚀剂未准备 酸蚀剂未传递 未协助隔湿	−2/−5 −2 −2 −2
	⑤调制粘合材料（以京津粘合剂为例）：先取等量 A、B 组分底胶液体，按 1 ∶ 1 比例滴至清洁干燥的玻璃板上，调拌均匀后用小棉球蘸少许传递于医生涂于酸蚀后的牙面上，形成均匀的一薄层；并快速取等量 A、B 组分的糊剂，按 1 ∶ 1 的体积比分别置于洁净的玻璃板，用塑料调拌刀将其调拌均匀。	粘合剂调拌方式/量/时间/性状不规范(1 分/项)	−4
	⑥粘结保持器：左手握持调拌刀一端将粘合剂传递于医生，并快速传递含底胶液体的小棉球于医生以平整粘合剂，粘合剂与小棉球多次交替传递直至完成保持器粘结。操作过程中嘱患者鼻呼吸，勿动，待 1 ~2 分钟粘合材料固化后，取下开口器。	棉球未传递 粘合剂未传递	−2 −2

续表

项 目	内 容	扣分标准	扣分
术中护理（54分）	⑦抛光：嘱患者轻轻咬合，舌头正常运动，检查有无不平整处，若有不适，安装高速涡轮手机并选择合适的车针传递于医生进行粘结表面的抛光，协助吸唾。	涡轮手机未安装 车针选择不正确 车针未传递	-2 -2 -2
	⑧要点： a. 全过程遵循无菌操作技术。 b. 保持术野清晰，及时调节灯光、吸唾吸尘。 c. 观察患者反应做好心理护理。 d. 操作熟练配合默契。	违反无菌原则 吸唾方式不规范 灯光调节不规范 心理护理不到位 配合不默契 操作紧张慌乱	-3 -3 -2 -2 -2 -2
术后护理（12分）	同椅旁四手操作护理技术标准评分细则。		

健康指导

1. 术前

(1) 介绍固定保持器的相关知识，戴用的必要性，治疗步骤、时间、预后等。

(2) 指导患者在治疗过程中用鼻呼吸，避免误吞唾液；如有不适举左手示意，不可随意说话、闭嘴、起身、蹬腿、扭动身躯等。

2. 术后

(1) 强调坚持戴用保持器的意义及重要性，应坚持戴用，以防错𬌗畸形复发。

(2) 说明初戴时可能会有口腔异物，应坚持戴用，一般2～3天即可适应，如出现疼痛可复诊调改。

(3) 嘱患者戴用保持器不能吃过硬、过黏食物，以防保持器损坏；发现保持器损坏而影响到口腔功能时，应及时就诊。

(4) 嘱患者注意口腔卫生；按预约时间复诊。

注意事项

(1) 严格遵守三查七对，加强无菌观念。

(2) 及时观察患者病情，做好心理护理。

(3) 熟练掌握四手操作技术。

五、埋伏牙开窗导萌术护理操作评分细则

项 目	内 容	扣分标准	扣分
定义 (3分)	正畸开窗导萌术是指将上颌中切牙、侧切牙、尖牙或其他牙齿的易位、倒萌、扭转、低位、斜位等埋伏阻生牙用外科手术方式消除阻力,将牙体暴露出来,在暴露的“窗口”牙体上粘结挂钩,用正畸治疗方法使这些不正常位置的牙齿恢复正常位置,并恢复其功能及美观。此矫治术是口腔颌面外科和正畸科共同实施的一种矫治术,需相互密切配合。	未掌握	-3
适应证 (3分)	需正畸矫正的易位、倒萌、扭转、低位、斜位等的埋伏阻生牙。	未掌握	-3
用物 准备 (10分)	常规器物:一次性检查盘 干棉球 酒精棉球 棉签 吸引器 胸巾 口杯 纸巾 镜子等 开窗器物:无菌包1个(弯血管钳 持针器 眼科剪 骨膜剥离器 圆凿 缝合针线 刀柄 刀片 洞巾 纱布)高速涡轮手机 各型车针 注射器 托槽 舌侧扣 不锈钢结扎丝 弓丝 无菌手套等 材料:麻醉药品 1%碘酊 碘伏 肾上腺素注射液 生理盐水 酸蚀剂 各类粘合剂 漱口液等	用物准备不齐全 未检查器械的工作状态 未检查仪器的功能 未核对物品名称、有效期、品质	-3 -2 -2 -3
术前护理 (18分)	同椅旁四手操作护理技术标准评分细则。		
术中 护理 (54分)	①口腔检查:左手持探针一侧末端,右手持口镜非工作末端同时传递于医生进行口腔检查。备漱口液嘱患者漱口。	检查器械传递不规范/未传递 漱口液未准备	-1/-2 -2

续表

项　目	内　容	扣分标准	扣分
术中护理（54分）	②麻醉：传递含1%碘酊的棉签于医生进行注射区消毒，护士左手拇指和食指持针筒部位，右手轻触护针帽，双手传递注射器，待医生接稳注射器后，左手固定注射器，右手拔出针帽进行麻醉。	注射器传递不规范/未传递	-1/-2
	③术区准备：传递含碘伏的棉球于医生，消毒手术区域，并及时撤除检查盘。	棉球未传递 检查盘未撤除	-2 -2
	④开无菌包：打开无菌手术包，戴无菌手套，铺无菌巾，确认手术器械，刀片装上刀柄，持针器带缝合针线，准备好冲洗用物。	开无菌包不规范	-2
	⑤切开，翻瓣：传递手术刀于医生以切开阻生牙表面覆盖的龈组织；然后传递骨膜剥离器于医生进行翻瓣，以便暴露工作区域。	手术刀传递不规范/未传递 骨膜剥离器传递不规范/未传递	-1/-2 -1/-2
	⑥去骨：安装高速涡轮手机并选择长形裂钻或锥行钻传递于医生以去除覆盖在阻生牙牙面上的骨质。	涡轮手机未安装 车针选择不正确 车针未传递	-2 -2 -2
	⑦冲洗、隔湿：传递生理盐水于医生冲洗牙面，然后传递干棉球于医生进行隔湿，并传递含肾上腺素注射液的棉捻于医生进行创缘止血。	冲洗液传递不规范/未传递 干棉球未传递 棉捻未传递	-1/-2 -2 -2
	⑧牙面处理：待医生吹干牙面后传递酸蚀剂于医生进行牙面酸蚀，然后传递生理盐水于医生冲洗，并协助医生隔湿、吹干牙面。	酸蚀剂未传递 冲洗液传递不规范/未传递	-2 -1/-2
	⑨粘结附件：调拌粘合剂将其均匀地置于托槽或舌侧扣底面并快速传递于医生进行粘结，然后传递探针于医生去除多余的粘合剂（参照固定矫治器粘结术护理操作评分细则）。	材料的调拌方式/量/时间/性状不规范（1分/项）	-4

续表

项　目	内　容	扣分标准	扣分
术中护理（54分）	⑩缝合：传递缝合针线于医生进行创口缝合，期间配合剪线，并传递干棉球压迫止血。	缝合针线传递不规范/未传递 干棉球未传递	−1/−2 −2
	⑪要点： a. 全过程遵循无菌操作技术。 b. 保持术野清晰，及时调节灯光、吸唾吸尘。 c. 观察患者反应做好心理护理。 d. 操作熟练配合默契。	违反无菌原则 吸唾方式不规范 灯光调节不规范 心理护理不到位 配合不默契 操作紧张慌乱	−3 −3 −2 −2 −2 −2
术后护理（12分）	同椅旁四手操作护理技术标准评分细则。		

健康指导

1. 术前

（1）介绍开窗导萌术的必要性，开窗导萌术的相关知识、基本步骤、治疗时间、预后以及并发症等。

（2）询问病史、药物过敏史并做好心理护理。指导患者在治疗过程中用鼻呼吸，避免误吞血液、血块等；如有不适举左手示意，不可随意说话、闭嘴、起身、蹬腿、扭动身躯。

2. 术后

（1）术后2小时可进温凉软食，不宜进过热、过硬食物；术后24小时内不要漱口刷牙、不宜做剧烈运动。

（2）术后2～3天伤口局部会出现肿胀、疼痛、张口受限及进食困难等症状，若症状时间过长或加重，应及时就诊。

（3）术后注意口腔卫生，按医嘱使用抗菌药物及漱口液。

（4）预约复诊时间，术后7天复诊拆线。

注意事项

（1）严格遵守三查七对，加强无菌观念。

（2）及时观察患者病情，做好心理护理。

（3）使用化学固化型粘合剂粘结矫治器附件时，动作须敏捷，防止粘合剂固化。

（4）熟练掌握四手操作技术。

六、微种植支抗钉植入术护理操作评分细则

项目	内容	扣分标准	扣分
定义（3分）	微种植支抗钉又称细种植体，体积仅为传统种植体的1/3，可植入牙槽突的颊舌侧，位于相邻两牙牙根之间，作为支抗往往成对用于回收前牙、打开前牙覆𬌗、压低后牙等牙齿移动。	未掌握	-3
适应证（3分）	强支抗关闭牙间隙；压低局部伸长的牙齿；打开前牙深覆𬌗、闭锁𬌗；直立后牙等。	未掌握	-3
用物准备（10分）	常规器物：一次性检查盘　干棉球　酒精棉球　棉签　吸引器　胸巾　口杯　纸巾　镜子等 植入器物：无菌包1个（刀柄　刀片　微螺钉种植体　种植手柄　洞巾）　注射器　无菌手套等 材料：麻醉药品　1%碘酊　碘伏　漱口液等	用物准备不齐全 未检查器械的工作状态 未检查仪器的功能 未核对物品名称、有效期、品质	-3 -2 -2 -3
术前护理（18分）	同椅旁四手操作护理技术标准评分细则。		
术中护理（54分）	①口腔检查：左手持探针一侧末端，右手持口镜非工作末端同时传递于医生进行口腔检查。备漱口液嘱患者漱口。	检查器械传递不规范/未传递 漱口液未准备	-2/-5 -4
	②麻醉：传递含1%碘酊的棉签于医生进行注射区消毒，护士左手拇指和食指持针筒部位，右手轻触护针帽，双手传递注射器，待医生接稳注射器后，左手固定注射器，右手拔出针帽进行麻醉。	注射器传递不规范/未传递	-2/-5
	③术区准备：传递含碘伏的棉球于医生，消毒手术区域，并及时撤除检查盘。	棉球未传递 检查盘未撤除	-4 -2
	④开无菌包：打开无菌手术包，戴无菌手套，铺无菌巾，确认手术器械，刀片装上刀柄。	开无菌包不规范	-5

续表

项　目	内　容	扣分标准	扣分
术中护理（54分）	⑤定位：传递探针于医生在牙龈上标记出植入微种植钉的部位。	探针传递不规范/未传递	-2/-5
	⑥植入种植体：传递手术刀柄的非工作端于医生在种植区做3~5mm的纵向切口，然后传递装有种植钉的种植手柄于医生将种植体钻入牙槽骨，最后根据种植部位即刻拍摄X线牙片，观察种植钉在牙槽骨中的角度、位置等。	手术刀传递不规范/未传递 种植手柄传递不规范/未传递	-2/-5 -2-/5
	⑦要点： a. 全过程遵循无菌操作技术。 b. 保持术野清晰，及时调节灯光、吸唾吸尘。 c. 观察患者反应做好心理护理。 d. 操作熟练配合默契。	违反无菌原则 吸唾方式不规范 灯光调节不规范 心理护理不到位 配合不默契 操作紧张慌乱	-3 -3 -2 -2 -2 -2
术后护理（12分）	同椅旁四手操作护理技术标准评分细则。		

健康指导

1. 术前

(1) 介绍植入种植钉的步骤、种植部位、治疗时间、预后、并发症及治疗费用等。

(2) 询问病史、药物过敏史并做好心理护理。指导患者在治疗过程中用鼻呼吸，避免误吞血液、血块等；如有不适举左手示意，不可随意说话、闭嘴、起身、蹬腿、扭动身躯等。

2. 术后

(1) 术后2小时可进温凉软食，不宜进过热、过硬食物；术后24小时内不要漱口刷牙、不宜做剧烈运动。

(2) 术后牙龈可能会出现轻微红、肿等炎症反应，几天后会自行缓解，无需特殊处理。

(3) 术后注意口腔卫生，按医嘱使用抗菌药物及漱口液。

注意事项

(1) 严格遵守三查七对，加强无菌观念。

(2) 及时观察患者病情，做好心理护理。

(3) 熟练掌握四手操作技术。

七、正畸拍照护理操作评分细则

项　目	内　容	扣分标准	扣分
定义 （3分）	正畸拍照是记录患者治疗前面型、牙𬌗情况以及治疗中、治疗后的变化，分为面像和口内像。	未掌握	-3
目的 （3分）	①面像：（正面像、侧面像、45°侧面像、正面微笑像）用于了解面型、面部高度、面部发育是否对称、侧面凸度、深度及颏部突度等。 ②口内像：（正位像、左右侧位像、上下牙弓𬌗面像）用于显示牙齿位置，牙体、牙周、牙弓形态及咬合情况。	未掌握	-3
用物准备 （10分）	常规器物：一次性检查盘　口角拉钩　侧方拉钩　口内反光镜（必要时吸引器）　口杯　纸巾　镜子等 拍照器物：照相机　输送线　恒温机等	用物准备不齐全 未检查器械的工作状态 未检查仪器的功能 未核对物品名称、有效期、品质	-3 -2 -2 -3
术前护理 （18分）	①环境准备：诊室整洁、明亮、安全、舒适，口腔综合治疗椅及照相机功能正常。	环境准备不规范	-2
	②标准预防：衣帽整洁—洗手（按六步洗手法）—戴口罩。	标准预防不规范	-5
	③接诊患者：接诊患者，安排就位，核对患者姓名，诊治医生姓名及拍摄张数；递纸巾、口杯指导患者术前漱口；并进行有效沟通，做好心理护理，指导术中配合。	患者准备不规范 心理护理不到位	-2 -2
	④用物准备：做到三查七对，准备清洁用物后，洗手戴手套，准备无菌用物。	违反无菌原则	-3
	⑤调节椅位和灯光：调整合适的椅位，并将灯向打至上身部位，然后打开灯光，将光源移至口腔相应位置。	椅位调节不规范 灯光调节不规范	-2 -2
术中护理 （46分）	①口腔检查：检查患者口腔内有无食物残渣，牙齿是否清洁干净，以获得在照片中直观反应最佳的口腔状况。	未检查口腔卫生状况	-2

续表

项　目	内　容	扣分标准	扣分
	②拍摄前牙正位像：辅助者站在患者头顶12点位置，根据患者口腔的大小选择合适的口角拉钩，拉开口唇以能直观磨牙的咬合线为宜。拍摄者站在口腔综合治疗椅右侧约7点位置，从患者的正前方拍摄，取景器的横中央线应与连接左右磨牙的横线相吻合，患者的面部和相机镜头的长轴垂直，避免角度倾斜。	辅助者位置不正确 拍摄者位置不正确 镜头角度不正确	−2 −2 −2
	③拍摄磨牙侧位像：拍摄右侧磨牙侧位时，辅助者站在口腔综合治疗椅12点位置轻拉左侧和右侧口角拉钩，并嘱患者轻轻转头偏向左侧，拍摄者站在9点位置拍摄，照相机镜头长轴与右侧后牙段垂直，与殆平面等高拍摄右侧磨牙至前牙位置；拍摄左侧磨牙侧位时，拍摄者站在3点位置拍摄，拍摄方法同上。	辅助者位置不正确 拍摄者位置不正确 镜头角度不正确 取景范围不正确	−2 −2 −2 −2
术中 护理 （46分）	④拍摄口内殆面像：拍摄上颌殆面像时，辅助者A站在口腔综合治疗椅12点位置将口镜放在患者43|34部位向上牵拉口唇，暴露出上前牙。辅助者B站在口腔综合治疗椅2～3点位置，将反光镜用恒温机加温后置于患者上颌最后磨牙的远中，拍摄者站在口腔综合治疗椅7点位置，照相机镜头长轴垂直于反光镜拍摄整个上颌牙列。拍摄下颌殆面像时，患者舌体应上卷，置于反光镜后面，拍摄方法同上。	辅助者位置不正确 拍摄者位置不正确 镜头角度不正确 反光镜未加温 反光镜放置位置不正确 取景范围不正确	−2 −2 −2 −2 −2 −2
	⑤拍摄颜面像：协助患者整理面容，头发后梳，露出额头、耳朵，去除眼镜等以便照片直观反映患者的面容状况。拍摄颜面正面像时，嘱患者立正、目视前方、颜面肌群自然放松，拍摄者站在患者正前方1～2m位置，镜头长轴垂直于患者面部拍摄患者锁骨上部面容。拍摄颜面侧面像时，拍摄者站在患者45°角前方位置拍摄，方法同上。拍摄颜面微笑像时，嘱患者自然微笑露出上下前牙拍摄，方法同上。	未协助患者整理面容 拍摄者位置不正确 镜头角度不正确 取景范围不正确	−1 −2 −2 −2

续表

项 目	内 容	扣分标准	扣分
术中护理（46分）	⑥分类存档：连接输送器将相机中的照片导入电脑，按照患者姓名、诊治医生姓名、拍摄张数等做好分类存储，并登记入册。	未分类存储 未核对资料	−1 −1
	⑦要点： a. 全过程遵循无菌操作技术。 b. 保持术野清晰，及时调节灯光、吸唾吸尘。 c. 观察患者反应做好心理护理。 d. 操作熟练配合默契。	违反无菌原则 心理护理不到位 动作粗鲁 操作紧张慌乱	−3 −2 −2 −2
拍照标准（8分）	①照片要求：清晰，色泽正常，大小适宜，患者表情自然。	照片不清晰 色泽不正常 照片大小不正确 表情不自然	−1 −1 −1 −1
	②口内正位像：㑇平面与画面水平一致；牙弓中线应与画面垂直中线一致。	口内正位像拍摄不符要求	−1
	③口内侧面像：尖牙唇面位于照片垂直中线上；㑇平面位于照片水平中线上，与垂直中线垂直相交；上、下牙列位于影像的中央。	口内侧面像拍摄不符要求	−1
	④口内㑇面像：上颌腭中缝位于画面的垂直中线上；下颌舌系带位于画面垂直中线上；反映出整个牙弓。	口内㑇面像拍摄不符要求	−1
	⑤颜面像：正面像应能反映整个面部，面部中线位于画面的垂直中线；侧面像头顶至照片上缘距离应与鼻尖至照片前缘的距离相等。	颜面像拍摄不符要求	−1
术后护理（12分）	同椅旁四手操作护理技术标准评分细则。		

健康指导

1. 术前

(1) 向患者解释正畸拍摄照片的目的、作用、时间等以取得患者的合作。

(2) 拍摄口内像时,嘱患者放松唇颊部肌肉,拉钩牵拉唇颊部软组织时会有轻微不适,鼓励患者坚持配合。

(3) 拍摄正面及左右侧咬合像时,嘱患者正中咬合;拍摄上下颌𬌗面像时,嘱患者尽量张大口腔,用鼻呼吸。

2. 术后

(1) 协助患者整理面容。

(2) 嘱患者注意口腔卫生,按预约时间复诊。

注意事项

(1) 严格遵守三查七对,加强无菌观念。

(2) 及时观察患者,做好心理护理。

(3) 拍照时,拉钩接触黏膜面可沾水润滑,拉钩边缘不能触压附着龈,以免压伤黏膜,引起患者疼痛。

第八章 口腔颌面外科门诊治疗护理配合

口腔颌面外科门诊治疗的护理操作是将口腔颌面外科学、护理学、急救学有机地结合在一起制定出的护理操作技术。本章主要介绍普通牙拔除术、阻生牙拔除术、脓肿切开排脓术、口腔小肿物切除术、牙槽突修整术、离体牙再植术、牙弓夹板固定术等口腔门诊常见疾病的护理操作技术及评分细则。

一、普通牙拔除术护理操作评分细则

项　目	内　容	扣分标准	扣分
目的 （3分）	拔除无法保存的患牙或必须行拔牙术清除病变组织，恢复机体健康。	未掌握	-3
适应证 （3分）	牙体病：龋坏过大或已成残根，经治疗不能保存；根尖周病：不能用根管治疗，根尖切除等方法治愈；牙周病：牙周围骨质大部分被破坏，牙松动或经常肿痛经治疗无效，影响咀嚼或妨碍义齿修复；乳牙滞留：逾期不脱落，影响恒牙正常萌出；乳牙慢性根尖周炎反复急性发作；错位牙：影响咀嚼妨碍义齿修复；额外牙：影响美观和功能；阻生牙：反复引起冠周炎，造成邻牙龋坏或牙槽骨明显吸收；病灶牙：引起口腔颌面部牙源性间隙感染、颌骨骨髓炎、上颌窦炎等的病灶牙；折裂牙：冠根折经治疗无意义保存的；治疗需要：因义齿修复或正畸治疗，因恶性肿瘤放射治疗需要；隐裂牙：牙根纵裂以及创伤性磨牙根折者；牙内吸收牙：髓腔壁吸收过多或穿通者；埋伏牙：引起邻牙疼痛或压迫吸收时，在邻牙可以保留的情况下可拔除；融合牙以及双生牙：如阻碍其继续恒牙的萌出应拔除。	未掌握	-3

续表

项　目	内　容	扣分标准	扣分
用物准备（10分）	常规器物：一次性检查盘　干棉球　棉签　吸引器　胸巾　口杯　纸巾　镜子等 拔牙器物：牙龈分离器　牙钳　牙挺　刮匙　注射器　缝合针线　持针器　眼科剪等 材料：麻醉药品　1%碘酊　碘伏　漱口液等	用物准备不齐全 未检查器械的工作状态 未检查仪器的功能 未核对物品名称、有效期、品质	-3 -2 -2 -3
术前护理（18分）	同椅旁四手操作护理技术标准评分细则。		
术中护理（54分）	①口腔检查：左手持探针一侧末端，右手持口镜非工作末端同时传递于医生进行口腔检查。备漱口液嘱患者漱口。	检查器械传递不规范/未传递 漱口液未准备	-2/-5 -2
	②麻醉：传递含1%碘酊的棉签于医生进行注射区消毒，护士左手拇指和食指持针筒部位，右手轻触护针帽，双手传递注射器，待医生接稳注射器后，左手固定注射器，右手拔出针帽进行麻醉。	注射器传递不规范/未传递	-2/-5
	③术区准备：传递含碘伏的棉球于医生消毒拔除牙的牙周组织。	棉球未传递	-2
	④分离牙龈：传递牙龈分离器于医生将牙齿与牙龈分开，防止安放牙钳时夹伤牙龈。	牙龈分离器传递不规范/未传递	-2/-5
	⑤挺松患牙：选择合适的牙挺传递于医生挺松牙齿，必要时协助榔头锤击，锤击下颌牙齿时护士需左手放在下颌体下缘，以保护颞下颌关节。	牙挺型号选择不正确 牙挺传递不规范/未传递	-2 -2/-5
	⑥拔除患牙：传递合适的牙钳于医生拔除患牙，并对牙体组织进行拼对以检查牙齿的完整性。	牙钳型号选择不正确 牙钳传递不规范/未传递	-2 -2/-5
	⑦拔牙创护理：传递刮匙于医生探查牙窝，去除异物、炎性肉芽组织等；并使血液充满牙槽窝，然后及时传递干棉球压迫止血。	刮匙传递不规范/未传递 干棉球未传递	-2/-5 -2

续表

项 目	内 容	扣分标准	扣分
术中护理（54分）	⑧要点： a. 全过程遵循无菌操作技术。 b. 保持术野清晰，及时调节灯光、吸唾吸尘。 c. 观察患者反应做好心理护理。 d. 操作熟练配合默契。	违反无菌原则 吸唾方式不规范 灯光调节不规范 心理护理不到位 配合不默契 操作紧张慌乱	−3 −3 −2 −2 −2 −2
术后护理（12分）	同椅旁四手操作护理技术标准评分细则。		

健康指导

1. 术前

(1) 介绍患牙拔除的必要性，拔除术的相关知识、基本步骤、治疗时间、预后以及并发症等。

(2) 询问病史、药物过敏史并做好心理护理。指导患者在治疗过程中用鼻呼吸，避免误吞血液、血块等；如有不适举左手示意，不可随意说话、闭嘴、起身、蹬腿、扭动身躯。

2. 术后

(1) 术后压迫止血的棉球应30分钟后取出，期间不必更换棉球，不要反复吸吮、吐唾以免出血；术后唾液中会有少量血丝，不需处理。

(2) 术后2小时可进温凉软食，不宜进过热、过硬等刺激性食物；术后24小时内不要漱口刷牙、不宜作剧烈运动；可以冰敷拔牙区。

(3) 术后伤口局部可能会出现肿胀，疼痛等症状，若症状时间过长或加重，应及时就诊。

(4) 术后注意口腔卫生，按医嘱使用抗菌药物及漱口液。

(5) 若需镶牙，手术后3个月至口腔修复科就诊治疗。

注意事项

(1) 严格遵守三查七对，加强无菌观念。

(2) 及时观察患者病情，做好心理护理。

(3) 击锤要点：击锤时应腕部用力，力度适中，在分牙时选择闪击法；在去骨和增隙时选择有弹性有节奏的连续锤击。上颌牙拔除时，击锤同时左手手指轻扶牙挺，利于击锤用力时控制力量；下颌牙拔除时，击锤同时用左手向上托护下颌体，保护颞颌关节。

(4) 熟练掌握四手操作技术。

二、阻生牙拔除术护理操作评分细则

项　目	内　容	扣分标准	扣分
定义	由于邻牙、骨或软组织的阻碍而只能部分萌出或完全不能萌出,且以后也不能萌出的牙。	未掌握	-3
适应证(3分)	反复引起冠周炎;本身龋坏或引起邻牙龋坏;第二磨牙和第三磨牙之间食物嵌塞;因压迫导致第二磨牙牙根或远中骨吸收;引起神经痛症状、牙源性囊肿、颞下颌关节紊乱或可疑为病灶牙;造成咬合错乱;正畸矫治需要。	未掌握	-3
用物准备(10分)	常规器物:一次性检查盘　干棉球　棉签　吸引器　胸巾　口杯　纸巾　镜子等 拔牙器物:无菌包1个(内置牙钳　牙挺　劈凿　骨凿　刮匙　刀柄　刀片　持针器　血管钳　缝合针线　眼科剪　洞巾等)　高速涡轮手机　各型车针　注射器　无菌手套　榔头等 材料:麻醉药品　1%碘酊　碘伏　明胶海绵　碘仿　生理盐水　漱口液等	用物准备不齐全 未检查器械的工作状态 未检查仪器的功能 未核对物品名称、有效期、品质	-3 -2 -2 -3
术前护理(18分)	同椅旁四手操作护理技术标准评分细则。		
术中护理(54分)	①口腔检查:左手持探针一侧末端,右手持口镜非工作末端同时传递于医生进行口腔检查。备漱口液嘱患者漱口。	检查器械传递不规范/未传递 漱口液未准备	-1/-2 -1
	②麻醉:传递含1%碘酊的棉签于医生进行注射区消毒,护士左手拇指和食指持针筒部位,右手轻触护针帽,双手传递注射器,待医生接稳注射器后,左手固定注射器,右手拔出针帽进行麻醉。	棉签未传递 注射器传递不规范/未传递	-2 -1/-2
	③术区准备:传递含碘伏的棉球于医生,消毒手术区域,并及时撤除检查盘。	棉球未传递	-2

续表

项 目	内 容	扣分标准	扣分
术中护理（54分）	④开无菌包：打开无菌手术包，戴无菌手套，铺无菌巾，确认手术器械，刀片装上刀柄，持针器带缝合针线，准备好冲洗用物。	开无菌包不规范	-2
	⑤切开，翻瓣：传递手术刀于医生以切开阻生牙表面覆盖的龈组织；然后传递骨膜剥离器于医生进行翻瓣，以便暴露工作区域。	手术刀传递不规范/未传递 骨膜剥离器传递不规范/未传递	-1/-2 -1/-2
	⑥去骨：安装阻生牙拔除术专用高速涡轮手机并选择长形裂钻或锥行钻传递于医生以去除覆盖在阻生牙牙面上的骨质。	涡轮手机未安装 车针选择不正确 车针未传递	-2 -2 -2
	⑦分牙：传递薄而锐利的双面凿于医生，待医生持凿固定位置后，护士右手握锤用闪击法劈开牙齿以去除骨阻力；拔除下颌牙齿时需左手托护下颌体下缘，保护颞下颌关节以防脱位。	双面凿传递不规范/未传递 锤击方法不正确	-1/-2 -2
	⑧增隙：传递圆凿于医生，待医生持凿固定位置后，护士右手握锤有弹性有节奏的连续锤击以扩大牙周间隙，解除根周骨组织阻力。	圆凿传递不规范/未传递 锤击方法不正确	-1/-2 -2
	⑨拔出阻生牙：选择合适的牙挺传递于医生挺松阻生牙，然后传递合适的牙钳或持针器取出阻生牙，并对牙体组织进行拼对检查牙齿的完整性。	牙挺传递不规范/未传递 牙钳传递不规范/未传递	-1/-2 -1/-2
	⑩拔牙创护理：传递刮匙于医生刮除炎性肉芽组织，然后传递生理盐水于医生冲洗拔牙创口以去除各种碎屑，并使血液充满牙槽窝。	刮匙传递不规范/未传递 冲洗液传递不规范/未传递	-1/-2 -1/-2
	⑪缝合：传递合适缝合针线于医生进行创口缝合，期间配合剪线，并及时传递干棉球压迫止血。	缝合针线传递不规范/未传递 干棉球未传递	-1/-2 -1

续表

项　目	内　容	扣分标准	扣分
术中护理（54分）	⑫要点： a. 全过程遵循无菌操作技术。 b. 保持术野清晰，及时调节灯光、吸唾吸尘。 c. 观察患者反应做好心理护理。 d. 操作熟练配合默契。	违反无菌原则 吸唾方式不规范 灯光调节不规范 心理护理不到位 配合不默契 操作紧张慌乱	−3 −3 −2 −2 −2 −2
术后护理（12分）	同椅旁四手操作护理技术标准评分细则。		

健康指导

1. 术前

(1) 介绍阻生牙拔除的必要性，拔除术的相关知识、基本步骤、治疗时间、预后以及并发症等。

(2) 询问病史、药物过敏史并做好心理护理。指导患者在治疗过程中用鼻呼吸，避免误吞血液、血块等；如有不适举左手示意，不可随意说话、闭嘴、起身、蹬腿、扭动身躯。

2. 术后

(1) 术后压迫止血的棉球应30分钟后取出，期间不必更换棉球，不要反复吸吮、吐唾以免出血；术后唾液中会有少量血丝，不需处理。

(2) 术后2小时可进温凉软食，不宜进过热、过硬等刺激性食物；术后24小时内不要漱口刷牙、不宜作剧烈运动；可以冰敷拔牙区。

(3) 术后伤口可能会出现肿胀、疼痛、张口受限及进食困难等症状，若症状时间过长或加重，应及时就诊。

(4) 术后注意口腔卫生，按医嘱使用抗菌药物及漱口液。

(5) 预约复诊时间，拔牙后7天复诊拆线。

注意事项

(1) 严格遵守三查七对，加强无菌观念。

(2) 及时观察患者病情，做好心理护理。

(3) 击锤要点：击锤时应腕部用力，力度适中。在分牙时选择闪击法；在去骨和增隙时选择有弹性有节奏的连续锤击。上颌牙拔除时，击锤同时左手手指轻扶牙挺，利于击锤用力时控制力量；下颌牙拔除时，击锤同时用左手向上托护下颌体，保护颞颌关节。

(4) 熟练掌握四手操作技术。

三、脓肿切开排脓术护理操作评分细则

项　目	内　容	扣分标准	扣分
目的 (3分)	使脓液和腐败坏死物迅速排出体外,以利于消炎解毒;解除局部疼痛肿胀及张力,以防发生窒息;颌周间隙脓肿引流,以免并发边缘性骨髓炎;预防感染向颅内和胸腔扩散或侵入血循环,并发海绵窦血栓性静脉炎、脑脓肿、纵隔炎、菌血症等严重并发症。	未掌握	-3
适应证 (3分)	局部肿痛明显,伴搏动性跳痛,皮肤表面紧张、红肿触诊有明显压痛点、波动感,呈凹陷性水肿;深部脓肿经穿刺有脓液抽出;口腔颌面部急性化脓性炎症,经抗生素控制感染无效,同时出现明显的全身中毒症状者;儿童颌周蜂窝织炎(包括腐败坏死性),如炎症已累及多间隙,出现呼吸困难及吞咽困难者,可以早期切开减压,能迅速缓解呼吸困难及防止炎症继续扩散;结核性淋巴结炎,经局部及全身抗结核治疗无效,皮肤发红已近自溃的寒性脓肿,必要时也可行切开引流术;脓肿形成可触及波动感,借助穿刺抽出脓液。	未掌握	-3
用物 准备 (10分)	常规器物:一次性检查盘　干棉球　棉签　吸引器　胸巾　口杯　纸巾　镜子等 手术器物:血管钳　刮匙　刀柄　刀片　缝合针线　持针器　眼科剪　洞巾　无菌纱布　注射器　无菌手套　引流条等 材料:麻醉药品　1%碘酊　碘伏　生理盐水　漱口液等	用物准备不齐全 未检查器械的工作状态 未检查仪器的功能 未核对物品名称、有效期、品质	-3 -2 -2 -3
术前护理 (18分)	同椅旁四手操作护理技术标准评分细则。		

续表

项　目	内　容	扣分标准	扣分
术中护理（54 分）	①口腔检查：左手持探针一侧末端，右手持口镜非工作末端同时传递于医生进行口腔检查。备漱口液嘱患者漱口。	检查器械传递不规范/未传递 漱口液未准备	−2/−5 −3
	②麻醉：传递含 1% 碘酊的棉签于医生进行注射区消毒，护士左手拇指和食指持针筒部位，右手轻触护针帽，双手传递注射器，待医生接稳注射器后，左手固定注射器，右手拔出针帽进行麻醉。	注射器传递不规范/未传递	−2/−5
	③术区准备：传递含碘伏的棉球于医生，消毒手术区域，并及时撤除检查盘。	棉球未传递	−2
	④切开排脓：传递手术刀于医生在脓腔的低位做弧形切口，然后传递血管钳于医生进行钝性分离进入脓腔；同时协助医生及时吸净术区血液及脓液以免脓液大量引出时发生误吸。	手术刀传递不规范/未传递 血管钳传递不规范/未传递	−2/−5 −2/−5
	⑤冲洗脓腔：传递生理盐水于医生进行反复冲洗，直至去除创口内细菌、炎症、坏死组织为止。	冲洗液传递不规范/未传递	−2/−5
	⑥脓腔处理：浅在无明显渗血的脓腔传递橡皮引流条进行脓腔引流；深在脓腔有明显渗血者传递盐水纱布或纱布于医生进行脓腔填塞。	引流条未传递	−3
	⑦包扎：如长切口需传递缝合针线于医生进行部分创缘缝合，并传递无菌纱布于医生进行创面覆盖，简单固定。	缝合针线传递不规范/未传递 纱布未传递	−2/−5 −2
	⑧要点： a. 全过程遵循无菌操作技术。 b. 保持术野清晰，及时调节灯光、吸唾吸尘。 c. 观察患者反应做好心理护理。 d. 操作熟练配合默契。	违反无菌原则 吸唾方式不规范 灯光调节不规范 心理护理不到位 配合不默契 操作紧张慌乱	−3 −3 −2 −2 −2 −2
术后护理（12 分）	同椅旁四手操作护理技术标准评分细则。		

健康指导

1. 术前

(1) 介绍脓肿切开引流术的必要性、基本步骤、治疗时间、预后以及并发症等。

(2) 询问病史、药物过敏史并做好心理护理；指导患者在治疗过程中用鼻呼吸，避免误吞血液、血块等；如有不适举左手示意，不可随意说话、闭嘴、起身、蹬腿、扭动身躯。

2. 术后

(1) 术后2小时可进温凉软食，避免刺激性食物。

(2) 切开引流后可能会出现疼痛，张口受限及进食困难症状；如症状加重应及时就诊。

(3) 切开引流后注意口腔卫生，按医嘱使用抗菌药物及漱口液。

(4) 预约换药时间，按时复诊。

注意事项

(1) 严格遵守三查七对，加强无菌观念。

(2) 及时观察患者病情，做好心理护理。

(3) 熟练掌握四手操作技术。

四、口腔小肿物切除术护理操作评分细则

项　目	内　容	扣分标准	扣分
目的 (3分)	切除口腔颌面部的小肿物，防止其发生病变。	未掌握	-3
适应证 (3分)	经临床诊断需切除；或经诊断及各项检查仍不能确诊，需做病理检查，协助临床做出正确诊断。	未掌握	-3
用物准备 (10分)	常规器物：一次性检查盘　干棉球　棉签　吸引器　胸巾　口杯　纸巾　镜子等 手术器物：无菌包1个(血管钳　组织镊　眼科剪　剥离器　持针器　刀柄　刀片　缝合针线　纱布　洞巾等)　注射器　无菌手套等 材料：麻醉药品　1%碘酊　碘伏　生理盐水　福尔马林溶液　漱口液等	用物准备不齐全 未检查器械的工作状态 未检查仪器的功能 未核对物品名称、有效期、品质	-3 -2 -2 -3
术前护理 (18分)	同椅旁四手操作护理技术标准评分细则。		

续表

项　目	内　容	扣分标准	扣分
术中护理（54分）	①口腔检查:左手持探针一侧末端,右手持口镜非工作末端同时传递于医生进行口腔检查。备漱口液嘱患者漱口。	检查器械传递不规范/未传递 漱口液未准备	-1/-3 -2
	②麻醉:传递含1%碘酊的棉签于医生进行注射区消毒,护士左手拇指和食指持针筒部位,右手轻触护针帽,双手传递注射器,待医生接稳注射器后,左手固定注射器,右手拔出针帽进行麻醉。	注射器传递不规范/未传递	-1/-3
	③术区准备:传递含碘伏的棉球于医生消毒手术区域,并及时撤除检查盘。	棉球未传递 检查盘未撤除	-2 -2
	④开无菌包:打开无菌手术包,戴无菌手套,铺无菌巾,确认手术器械,刀片装上刀柄,持针器带缝合针线,准备好冲洗用物。	开无菌包不规范	-2
	⑤切开:传递手术刀于医生以切开黏膜或皮肤,然后传递纱布止血以便清晰地暴露术区。	手术刀传递不规范/未传递 纱布未传递	-1/-3 -2
	⑥分离:传递血管钳或分离器于医生分离肿物。一般在分离皮脂腺囊肿时,传递锐器分离;在分离皮样或表皮样囊肿时,传递钝器分离。	血管钳传递不规范/未传递	-1/-3
	⑦摘除肿物:传递组织镊于医生夹取肿物,若肿物未完全分离,传递组织剪于医生摘除肿物。然后传递生理盐水于医生冲洗创口,期间协助吸唾。	组织镊传递不规范/未传递 组织剪传递不规范/未传递 冲洗液传递不规范/未传递	-1/-3 -1/-3 -1/-3
	⑧缝合:传递合适缝合针线于医生进行创口缝合,期间配合剪线,并传递纱布压迫止血。	缝合针线传递不规范/未传递 纱布未传递	-1/-3 -2
	⑨标本处理:将病理组织及时放入福尔马林溶液溶液中,填写病理检查单,并核对姓名、性别、年龄、科室后一起送病理科。	标本未及时安置 填单不规范	-2 -2

续表

项 目	内 容	扣分标准	扣分
术中护理（54分）	⑩要点： a. 全过程遵循无菌操作技术。 b. 保持术野清晰，及时调节灯光、吸唾吸尘。 c. 观察患者反应做好心理护理。 d. 操作熟练配合默契。	违反无菌原则 吸唾方式不规范 灯光调节不规范 心理护理不到位 配合不默契 操作紧张慌乱	−3 −3 −2 −2 −2 −2
术后护理（12分）	同椅旁四手操作护理技术标准评分细则。		

健康指导

1. 术前

(1) 介绍肿物切除的必要性，肿物切除术的相关知识、基本步骤、治疗时间、预后以及并发症等。

(2) 询问病史、药物过敏史并做好心理护理。指导患者在治疗过程中用鼻呼吸，避免误吞血液、血块等；如有不适举左手示意，不可随意说话、闭嘴、起身、蹬腿、扭动身躯。

2. 术后

(1) 口内肿物切除后嘱患者术后创口上压迫止血的棉球需30分钟后取出，期间不必更换，不要反复吸吮、吐唾以免出血；术后唾液中可能会有少量血丝，不需处理。

(2) 口内肿物切除后术后2小时可进温凉软食，不宜进过热、过硬等刺激性食物；术后24小时内不要漱口刷牙、不宜做剧烈运动。

(3) 颜面部肿物切除后嘱患者创口应防湿，避免自行包扎。

(4) 麻醉药效消失后伤口可能会感觉疼痛，一般不需要处理，必要时按医嘱服用止痛药物，若疼痛加重，应及时就诊。

(5) 术后注意口腔卫生，按医嘱使用抗菌药物及漱口液。

(6) 预约复诊时间，术后7天复诊拆线。

注意事项

(1) 严格遵守三查七对，加强无菌观念。

(2) 认真观察患者病情，询问和了解患者的感觉，做好心理护理，发现异常情况，及时配合医生抢救。

(3) 熟练掌握四手操作技术。

五、牙槽突修整术护理操作评分细则

项　目	内　容	扣分标准	扣分
目的 (3分)	矫正牙槽突各种妨碍义齿戴入和就位的畸形;去除牙槽突上突出的尖和嵴,防止引起局部疼痛;去除突出的骨结节或倒凹;矫正上前牙槽突的前突。	未掌握	-3
适应证 (3分)	凡用手指触诊牙槽骨能感到明显压痛的骨尖、骨突、锐利骨缘、骨嵴、倒凹或隆起;上下颌牙槽突之间距离过小,影响义齿戴入;上颌或下颌前牙牙槽突明显前突,影响正常咬合关系的建立与面容等,需行手术修整。	未掌握	-3
用物 准备 (10分)	常规器物:一次性检查盘　干棉球　棉签　吸引器　胸巾　口杯　纸巾　镜子等 手术器物:骨膜分离器　骨凿　骨锉　骨剪或咬骨钳　血管钳　持针器　刀柄　刀片　缝合针线　眼科剪　拉钩　各型车针　注射器　高速涡轮手机　榔头　无菌手套等 材料:麻醉药品　1%碘酊　碘伏　生理盐水等	用物准备不齐全 未检查器械的工作状态 未检查仪器的功能 未核对物品名称、有效期、品质	-3 -2 -2 -3
术前护理 (18分)	同椅旁四手操作护理技术标准评分细则。		
术中 护理 (54分)	①口腔检查:左手持探针一侧末端,右手持口镜非工作末端同时传递于医生进行口腔检查。备漱口液嘱患者漱口。	检查器械传递不规范/未传递 漱口液未准备	-1/-3 -3
	②麻醉:传递含1%碘酊的棉签于医生进行注射区消毒,护士左手拇指和食指持针筒部位,右手轻触护针帽,双手传递注射器,待医生接稳注射器后,左手固定注射器,右手拔出针帽进行麻醉。	棉签未传递 注射器传递不规范/未传递	-2 -1/-3
	③术区准备:传递含碘伏的棉球于医生消毒手术区域,并及时撤除检查盘。	棉球未传递 检查盘未撤除	-3 -2

续表

项　目	内　容	扣分标准	扣分
术中护理（54分）	④切开：传递手术刀于医生以切开黏膜或皮肤，然后传递纱布止血以便清晰地暴露术区。	手术刀传递不规范/未传递 纱布未传递	−1/−3 −2
	⑤翻瓣：传递骨膜剥离器于医生伸入骨膜下行骨膜分离。	剥离器传递不规范/未传递	−1/−3
	⑥去骨：传递骨剪或咬骨钳于医生去除骨尖骨刺。	骨剪传递不规范/未传递	−1/−3
	⑦锉平：传递骨锉于医生磨平骨嵴，并同时传递生理盐水于医生冲洗创口并清理碎屑，然后传递干棉球或纱布压迫止血，以保持术野清晰。	骨锉传递不规范/未传递 冲洗液传递不规范/未传递 纱布未传递	−1/−3 −1/−3 −2
	⑧缝合：传递合适缝合针线于医生进行创口缝合，期间配合剪线，并传递纱布压迫止血。	缝合针线传递不规范/未传递 纱布未传递	−1/−3 −2
	⑨要点： a. 全过程遵循无菌操作技术。 b. 保持术野清晰，及时调节灯光、吸唾吸尘。 c. 观察患者反应做好心理护理。 d. 操作熟练配合默契。	违反无菌原则 吸唾方式不规范 灯光调节不规范 心理护理不到位 配合不默契 操作紧张慌乱	−3 −3 −2 −2 −2 −2
术后护理（12分）	同椅旁四手操作护理技术标准评分细则。		

健康指导

1. 术前

（1）介绍牙槽骨修整术的相关知识，治疗的必要性、基本步骤、治疗时间、预后以及并发症等。

（2）询问其病史、药物过敏史并做好心理护理；指导患者在治疗过程中用鼻呼吸，避免误吞血液、血块等；如有不适举左手示意，不可随意说话、闭嘴、起身、蹬腿、扭动身躯等。

2. 术后

（1）嘱患者术后创口上压迫止血的纱布或棉球需30分钟后取出，期间不必更换，不要反复吸吮、吐唾以免出血；术后唾液中可能会有少量血丝，不需处理。

(2) 术后2小时可进温凉软食,不宜进过热、过硬等刺激性食物;术后24小时内不要漱口刷牙、不宜做剧烈运动。

(3) 麻醉药效消失后伤口可能会有疼痛,一般不需处理,必要时按医嘱服用止痛药物,若疼痛加重,应及时就诊。

(4) 术后注意口腔卫生,按医嘱使用抗菌药物及漱口液。

(5) 预约复诊时间,术后7天复诊拆线;若须镶牙,手术后3个月至口腔修复科就诊治疗。

注意事项

(1) 严格遵守三查七对,加强无菌观念。

(2) 及时观察患者病情,做好心理护理。

(3) 熟悉骨凿、骨锉、骨剪的用途,以便熟练操作。

(4) 熟练掌握四手操作技术。

六、离体牙再植术护理操作评分细则

项　目	内　容	扣分标准	扣分
目的 (3分)	是指因外伤等原因而将完全脱出牙槽窝的牙经适当处理后,重新植入原来的牙槽窝内,以获得牙与牙槽之间形成正常牙周膜愈合。	未掌握	−3
适应证 (3分)	完全脱位的年轻恒牙;半小时内完全性脱位的患牙;脱位超过两小时须经根管治疗术后的患牙。	未掌握	−3
用物 准备 (10分)	常规器物:一次性检查盘　干棉球　棉签　吸引器　胸巾　口杯　纸巾　镜子等 手术器物:刮匙　血管钳　持针器　刀柄　刀片　缝合针线　眼科剪　麻花丝　无菌纱布　高速涡轮手机　各型车针　注射器　无菌手套　必要时根管治疗器械一套等 材料:麻醉药品　1%碘酊　复合树脂材料　生理盐水等	用物准备不齐全 未检查器械的工作状态 未检查仪器的功能 未核对物品名称、有效期、品质	−3 −2 −2 −3
术前护理 (18分)	同椅旁四手操作护理技术标准评分细则。		

续表

项　目	内　容	扣分标准	扣分
术中护理（54分）	①离体牙处理：使用生理盐水将离体牙反复冲洗干净置于抗生素溶液中浸泡5分钟左右，再浸入等渗盐水中备用（须根管治疗的牙，其根管治疗护理配合参照根管预备术、根管充填术护理操作评分细则）。	离体牙处理方式不规范	-5
	②口腔检查：左手持探针一侧末端，右手持口镜非工作末端同时传递于医生进行口腔检查。备漱口液嘱患者漱口。	检查器械传递不规范/未传递 漱口液未准备	-2/-5 -2
	③麻醉：传递含1%碘酊的棉签于医生进行注射区消毒，护士左手拇指和食指持针筒部位，右手轻触护针帽，双手传递注射器，待医生接稳注射器后，左手固定注射器，右手拔出针帽进行麻醉。	注射器传递不规范/未传递	-2/-5
	④受植区的处理：传递生理盐水于医生冲洗受植区创面，然后传递刮器于医生刮除牙槽窝内血凝块及异物，并使牙槽窝内充满新鲜血液。	冲洗液传递不规范/未传递 刮器传递不规范/未传递	-2/-5 -2/-5
	⑤再植脱位牙：传递处理好的脱位牙于医生原位植入其牙槽窝，如牙龈贴合不紧，应及时传递缝合针线于医生缝合牙龈使其紧密包绕再植牙，同时配合剪线、吸唾等。	缝合针线传递不规范/未传递	-2/-5
	⑥固定、调㕵：传递预先弯制的麻花丝于医生横跨安置到两侧健康牙，再传递复合树脂材料于医生进行粘固；嘱患者轻轻咬合，检查有无咬合高点，若有咬合高点安装高速涡轮手机并传递合适的车针于医生以去除咬合高点。	麻花丝未传递 树脂材料未传递 涡轮手机未安装 调㕵车针未传递	-2 -2 -2 -2
	⑦要点： a. 全过程遵循无菌操作技术。 b. 保持术野清晰，及时调节灯光、吸唾吸尘。 c. 观察患者反应做好心理护理。 d. 操作熟练配合默契。	违反无菌原则 吸唾方式不规范 灯光调节不规范 心理护理不到位 配合不默契 操作紧张慌乱	-3 -3 -2 -2 -2 -2

续表

项　目	内　容	扣分标准	扣分
术后护理（10分）	同椅旁四手操作护理技术标准评分细则。		

健康指导

1. 术前

(1) 介绍离体牙再植术的必要性、基本的步骤、治疗时间、预后以及并发症等。

(2) 询问病史、药物过敏史并做好心理护理；指导患者在治疗过程中用鼻呼吸，避免误吞血液、血块等；如有不适举左手示意，不可随意说话、闭嘴、起身、蹬腿、扭动身躯等。

2. 术后

(1) 术后保持口腔卫生，每日用漱口液漱口，遵医嘱应用抗生素预防感染。

(2) 术后1周内可进流食或半流食。避免再植牙过早承受咬合力。

(3) 4周后拆除固定装置，观察局部创口愈合，再植牙成活情况，必要时拍X线牙片检查牙根情况等。

(4) 遵医嘱定期复查。

注意事项

(1) 严格遵守三查七对，加强无菌观念。

(2) 及时观察患者病情，做好心理护理。

(3) 对年轻恒牙，根尖尚未发育完成根尖孔较大者可不做根管治疗；根管已发育完成者，可行根管治疗。治疗过程中应避免再次污染根面。脱位牙应用湿的等渗盐水纱布包裹，以免牙根干燥。

(4) 熟练掌握四手操作技术。

七、牙弓夹板固定术护理操作评分细则

项　目	内　容	扣分标准	扣分
目的（3分）	是将夹板置于预定部位，用结扎丝逐牙结扎，并将末端弯置于牙间隙，以达到或协助固定牙、牙槽骨及颌骨并维持正常咬合关系的目的。	未掌握	−3
适应证（3分）	因外伤造成的牙挫伤松动、牙脱位再植、牙槽突骨折；颌骨骨折术前颌间牵引；颌骨骨折保守治疗。	未掌握	−3

续表

项　目	内　容	扣分标准	扣分
用物准备（10分）	常规器物：一次性检查盘　干棉球　棉签　吸引器　胸巾　口杯　纸巾　镜子等 牙弓夹板固定器物：持针器　血管钳　结扎丝　牙弓夹板　细丝切断钳　高速涡轮手机　各型车针　拉钩　注射器　无菌手套等 材料：麻醉药品　1%碘酊等	用物准备不齐全 未检查器械的工作状态 未检查仪器的功能 未核对物品名称、有效期、品质	-3 -2 -2 -3
术前护理（18分）	同椅旁四手操作护理技术标准评分细则。		
术中护理（54分）	①口腔检查：左手持探针一侧末端，右手持口镜非工作末端同时传递于医生进行口腔检查。	检查器械传递不规范/未传递	-2/-5
	②麻醉：传递含1%碘酊的棉签于医生进行术区消毒，护士左手拇指和食指持针筒部位，右手轻触护针帽，双手传递注射器，待医生接稳注射器后，左手固定注射器，右手拔出针帽进行麻醉。	注射器传递不规范/未传递	-2/-5
	③上牙弓夹板：根据牙体长轴方向及咬合关系将牙、牙槽骨或颌骨复位，传递成品或弯制的牙弓夹板于医生横跨安置到预定部位，然后传递持针器于医生协助进行固位。	夹板传递不规范/未传递 持针器传递不规范/未传递	-2/-5 -2/-5
	④固定结扎：传递适量长度的结扎丝于医生将夹板与牙齿逐个结扎，并及时传递细丝切断钳于医生去除多余结扎丝。同时配合牵拉口角，暴露手术区域（必要时使用拉钩）。	结扎丝未传递 细丝切断钳传递不规范/未传递	-5 -2/-5
	⑤检查：传递口镜于医生检查固位是否合适，结扎丝是否损伤到牙龈、黏膜等组织。嘱患者轻轻咬合，检查有无咬合高点，若有咬合高点安装高速涡轮手机并传递合适的调𬌗车针于医生以去除咬合高点。	口镜传递不规范/未传递 涡轮手机未安装 调𬌗车针未传递	-2/-5 -3 -2

续表

项　目	内　容	扣分标准	扣分
术中护理（54 分）	⑥要点： a. 全过程遵循无菌操作技术。 b. 保持术野清晰，及时调节灯光、吸唾吸尘。 c. 观察患者反应做好心理护理。 d. 操作熟练配合默契。	违反无菌原则 吸唾方式不规范 灯光调节不规范 心理护理不到位 配合不默契 操作紧张慌乱	−3 −3 −2 −2 −2 −2
术后护理（12 分）	同椅旁四手操作护理技术标准评分细则。		

健康指导

1. 术前

（1）介绍牙弓夹板固定术的相关知识、固定的必要性、基本步骤、治疗时间、预后以及并发症等。

（2）询问病史、药物过敏史并做好心理护理；指导患者在治疗过程中用鼻呼吸，避免误吞血液、血块等；如有不适举左手示意，不可随意说话、闭嘴、起身、蹬腿、扭动身躯等。

2. 术后

（1）固定 2 小时后方可遵医嘱进温凉软食或流食，避免咀嚼硬物以免患区承受过大的咀嚼力。

（2）固定期间出现疼痛、肿胀、牙齿颜色变化、张口受限或因夹板固定刺激而引起黏膜红肿等不良反应及时就诊。

（3）注意口腔卫生；遵医嘱使用抗生素。

（4）遵医嘱复诊，按时拆除固定。

注意事项

（1）严格遵守三查七对，加强无菌观念。

（2）及时观察患者病情，做好心理护理。

（3）熟练掌握四手操作技术。

八、颞下颌关节上腔内灌洗、药物注射护理操作评分细则

项　目	内　容	扣分标准	扣分
定义（3分）	灌洗是通过将生理盐水等溶液注入颞下颌关节腔，进行关节腔内冲洗，带走炎性关节滑液、免疫物质或关节腔内因磨损产生的碎屑等，以减轻疼痛，缓解关节内炎症。药物注射是指在关节腔灌洗后，将治疗性药物注射入关节腔的过程。	未掌握	−3
适应证（3分）	急性颞下颌关节滑膜炎；亚急性颞下颌关节滑膜炎；关节盘移位伴疼痛；骨关节炎。	未掌握	−3
用物准备（10分）	常规器物：一次性检查盘　干棉球　棉签　吸引器　胸巾　口杯　纸巾　镜子等 腔内注射器物：无菌手套　手术记号笔　注射器等 药品：麻醉药品　1%碘酊　腔内注射液　腔内冲洗液等	用物准备不齐全 未检查器械的工作状态 未检查仪器的功能 未核对物品名称、有效期、品质	−3 −2 −2 −3
术前护理（18分）	同椅旁四手操作护理技术标准评分细则。		
术中护理（54分）	①口腔检查：左手持探针一侧末端，右手持口镜非工作末端同时传递于医生进行口腔检查，以排除口腔内的咬合异常情况。	检查器械传递不规范/未传递	−2/−5
	②术区定位：传递方巾于医生将头发包扎，充分暴露注射区域（关节、耳及耳周、颞区及半侧颜面）。传递手术记号笔在上腔穿刺点做记号。	方巾未传递 记号笔未传递	−5 −5
	③麻醉：传递含1%碘酊的棉签于医生进行术区消毒，护士左手拇指和食指持针筒部位，右手轻触护针帽，双手传递注射器，待医生接稳注射器后，左手固定注射器，右手拔出针帽进行麻醉。	注射器传递不规范/未传递	−2/−5

续表

项　目	内　容	扣分标准	扣分
术中护理（54分）	④关节腔冲洗：传递所需腔内冲洗液于医生在标有记号处进行关节腔反复多次冲洗，直至腔内冲洗液色泽清晰为止。	冲洗液选择不正确 冲洗液传递不规范/未传递	-5 -2/-5
	⑤关节腔注药：传递腔内注射液于医生进行关节腔内注药，以达到消炎止痛，增加关节活动度，增大开口度。	注射液传递不规范/未传递	-2/-5
	⑥术区处理：传递无菌棉球于医生行注射针孔处加压。	棉球未传递	-5
	⑦要点： a. 全过程遵循无菌操作技术。 b. 保持术野清晰，及时调节灯光、吸唾吸尘。 c. 观察患者反应做好心理护理。 d. 操作熟练配合默契。	违反无菌原则 吸唾方式不规范 灯光调节不规范 心理护理不到位 配合不默契 操作紧张慌乱	-3 -3 -2 -2 -2 -2
术后护理（12分）	同椅旁四手操作护理技术标准评分细则。		

健康指导

1. 术前

(1) 介绍颞下颌关节上腔内灌洗、药物注射的相关知识，治疗的必要性、基本步骤、治疗时间、预后以及并发症等。

(2) 询问其病史、药物过敏史并做好心理护理；指导患者在治疗过程中用鼻呼吸，避免误吞冲洗液等；如有不适举左手示意，不可随意说话、闭嘴、起身、蹬腿、扭动身躯等。

2. 术后

(1) 治疗后在注射针孔处用棉球加压10分钟。麻醉药效约持续2小时左右，麻醉药效消失后颞下颌关节处会感觉疼痛，可能延续2～3天，一般不需处理，必要时按医嘱服用止痛药。若症状时间过长或加重，应及时就诊。

(2) 24小时后在颞下颌关节处用40～60℃的温水热敷、按摩10分钟。

(3) 治疗后1周内避免各种增加关节负荷的运动，禁止咬硬物、过大张嘴、长时间用患侧咀嚼等。

(4) 遵医嘱1～2周后复诊。

注意事项

(1) 严格遵守三查七对,加强无菌观念。
(2) 及时观察患者病情,做好心理护理。
(3) 熟练掌握四手操作技术。

九、口腔颌面软组织损伤清创术护理操作评分细则

项 目	内 容	扣分标准	扣分
目的 (3分)	预防创口感染,促进组织愈合。	未掌握	-3
适应证 (3分)	全身情况良好或虽有多处伤但经治疗已稳定的口腔颌面部开放性创口,包括眼、鼻、上下唇、颊、腮腺、颌面部皮肤以及舌、腭、牙龈、口腔内黏膜等部位。	未掌握	-3
用物准备 (10分)	常规器物:一次性检查盘 干棉球 棉签 吸引器 胸巾 口杯 纸巾 镜子等 清创器物:无菌包1个(血管钳 组织剪 组织镊 剥离器 持针器 刀柄 刀片 缝合针线 眼科剪 纱布 洞巾)注射器 无菌手套等 材料:麻醉药品 1%碘酊 生理盐水 肥皂水 过氧化氢溶液等	用物准备不齐全 未检查器械的工作状态 未检查仪器的功能 未核对物品名称、有效期、品质	-3 -2 -2 -3
术前护理 (18分)	同椅旁四手操作护理技术标准评分细则。		
术中护理 (54分)	①口腔检查:左手持探针一侧末端,右手持口镜非工作末端同时传递于医生进行口腔检查。	检查器械传递不规范/未传递	-2/-5
	②麻醉:传递含1%碘酊的棉签于医生进行术区消毒,护士左手拇指和食指持针筒部位,右手轻触护针帽,双手传递注射器,待医生接稳注射器后,左手固定注射器,右手拔出针帽进行麻醉。	棉签未传递 注射器传递不规范/未传递	-2 -2-/5

续表

项　目	内　容	扣分标准	扣分
术中护理（54 分）	③冲洗创口：传递消毒纱布于医生覆盖创口，然后传递生理盐水或肥皂水于医生洗净创口周围被污染的皮肤；最后传递过氧化氢溶液和生理盐水于医生交替冲洗创口，直至去除创口内泥沙、碎片、异物等。	纱布未传递 冲洗液传递不规范/未传递	−3 −2/−5
	④清理创口：创口冲洗后，进行皮肤消毒，铺洞巾，行清创处理。传递刮器于医生去除异物；然后传递组织剪于医生修整边缘皮肤；同时协助吸唾、止血以保持术区清晰。	刮器传递不规范/未传递 组织剪传递不规范/未传递	−2/−5 −2/−5
	⑤缝合：传递合适缝合针线于医生进行创口缝合，期间配合剪线；然后传递无菌纱布于医生进行创面覆盖简单固定。	缝合针线传递不规范/未传递 纱布未传递	−2/−5 −5
	⑥要点： a. 全过程遵循无菌操作技术。 b. 保持术野清晰，及时调节灯光、吸唾吸尘。 c. 观察患者反应做好心理护理。 d. 操作熟练配合默契。	违反无菌原则 吸唾方式不规范 灯光调节不规范 心理护理不到位 配合不默契 操作紧张慌乱	−3 −3 −2 −2 −2 −2
术后护理（12 分）	同椅旁四手操作护理技术标准评分细则。		

健康指导

1. 术前

（1）介绍口腔颌面软组织损伤清创术的相关知识、必要性、基本步骤、治疗时间、预后以及并发症等。

（2）询问病史、药物过敏史并做好心理护理；指导患者在治疗过程中用鼻呼吸，避免误吞血液、血块等；如有不适举左手示意，不可随意说话、闭嘴、起身、蹬腿、扭动身躯等。

2. 术后

（1）与口内相通创口清创后嘱患者 2 小时后方可进温凉软食，避免进刺激性食物。

(2) 清创后创口可能会出现疼痛、张口受限、进食困难等症状;如症状加重应及时就诊。

(3) 注意口腔卫生,按医嘱使用抗菌药物及漱口液。

(4) 预约复诊时间,术后7天复诊拆线。

注意事项

(1) 严格遵守三查七对,加强无菌观念。

(2) 及时观察患者病情,做好心理护理。

(3) 熟练掌握四手操作技术。

第九章

口腔种植治疗护理配合

口腔种植修复的护理操作是在口腔种植学、护理学、解剖学等基础上,根据种植修复各阶段的治疗步骤,结合基础护理操作程序,协助医生以满足患者功能要求和美学效果为目的护理操作技术。本章将介绍种植修复手术及种植义齿上部结构等理论知识,重点阐述种植手术、种植体制取印模、种植义齿试戴及粘固的护理操作技术及评分细则。

一、种植手术护理操作评分细则

项　目	内　容	扣分标准	扣分
定义(3分)	指将无机的异体材料锚固在颌骨内,为缺失牙的修复体提供支持和固定。	未掌握	-3
适应证(3分)	个别牙缺损的患者;牙列缺失患者;游离端缺失的患者;全口牙列缺失的患者;颌骨缺损修复方法失败的患者;正畸治疗需要种植支抗的患者。	未掌握	-3
用物准备(10分)	常规器物:一次性检查盘　干棉球　酒精棉球　棉签　吸引器　胸巾　口杯　纸巾　镜子等 种植外科动力系统:种植主机　马达　种植专用涡轮手机　蠕动泵自动吸引器等 手术器物:手术包(牙用镊　探针　口镜　持针器　骨膜分离器　组织镊　刀柄　刀片　吸引器接头　血管钳　组织剪　刮匙　纱布　缝合针线　眼科剪)注射器　无菌手套　手术衣等 种植工具器械盒:(球钻　导向钻　先锋钻　扩孔钻　颈部成形钻　螺纹成形钻　扭力扳手　加长器　测量尺　平行杆　种植体取出器)等 药品:麻醉药品　漱口液　生理盐水　碘伏　1%碘酊　另备急救药品等 材料:种植体等	用物准备不齐全 未检查器械的工作状态 未检查仪器的功能 未核对物品名称、有效期、品质	-3 -2 -2 -3

续表

项　目	内　容	扣分标准	扣分
术前护理(18分)	①环境准备:手术室整洁、明亮、安全、舒适,做好空气消毒。检查口腔综合治疗椅功能正常,种植机运作正常。	环境准备不规范	−2
	②标准预防:衣帽整洁—洗手(按六步洗手法)—戴口罩、防护镜。	标准预防不规范	−5
	③患者术前准备:拍X线牙片、CT,检查血常规、出凝血、空腹血糖 、乙肝、梅毒、HIV筛查。	患者准备不规范	−2
	④接诊患者:安排患者就位,评估并进行有效的沟通,做好心理护理。调整合适的椅位,佩戴心电监护仪,进行心电监测,注意血压和心率的变化。	心理护理不到位	−2
	⑤准备用物:做到三查七对,先准备清洁用物后准备无菌用物并摆放合理。	违反无菌原则	−3
	⑥调节椅位和灯光:调整至手术椅位,并将灯向打至上身部位,然后打开灯光,将光源移至口腔相应位置。	椅位调节不规范 灯光调节不规范	−2 −2
术中护理(54分)	①口腔检查:左手持探针一侧末端,右手持口镜非工作末端同时传递于医生进行口腔检查。备漱口液嘱患者反复多次含漱,每次2~3分钟。	检查器械传递不规范/未传递 漱口液未准备	−1/−2 −2
	②麻醉:传递含1%碘酊的棉签于医生进行注射区消毒,护士左手拇指和食指持针筒部位,右手轻触护针帽,双手传递注射器,待医生接稳注射器后,左手固定注射器,右手拔出针帽进行麻醉。	注射器传递不规范/未传递	−1/−2
	③术区准备:传递碘伏棉球于医生消毒口内种植区黏膜及口周,并及时撤除检查盘。	棉球未传递	−2
	④开无菌包:打开无菌手术包,确认手术器械,戴无菌手套,铺无菌巾;刀片装上刀柄,持针器带缝合针线。	开无菌包不规范	−2

续表

项　目	内　容	扣分标准	扣分
术中护理（54分）	⑤切开、翻瓣：传递手术刀供医生在种植区牙槽突顶黏膜处作切口，然后传递骨膜剥离器于医生进行翻瓣，并传递纱布止血以便清晰地暴露工作区域。	手术刀传递不规范/未传递 骨膜剥离器传递不规范/未传递	-1/-2 -1/-2
	⑥牙龈牵拉：骨膜分离完毕后，传递缝合针线于医生牵引黏骨膜，暴露手术区，防止操作时高速旋转的钻头等器械损伤软组织。	缝合针线传递不规范/未传递	-1/-2
	⑦修整牙槽突：传递刮匙于医生去除骨表面粘连的软组织，然后传递骨锉磨平过锐骨尖。	刮匙传递不规范/未传递 骨挫传递不规范/未传递	-1/-2 -1/-2
	⑧定位：传递定位球钻于医生在设计的种植体中心位置对应的骨面上钻磨，预备出浅凹，作为下一级钻继续预备的中心点。	定位球钻未传递	-2
	⑨导向：传递导向钻于医生在球钻定位处钻磨牙槽骨，初步确定种植体的长轴方向，并引导下一级钻进入骨内，待导向钻预备方向确定无误后，再传递先锋钻预备，以达到预计深度。	导向钻未传递 先锋钻未传递	-2 -2
	⑩扩孔：待医生确认种植方向和深度后，由细到粗，逐级更换传递扩孔钻于医生做提拉式扩孔。	扩孔钻未传递	-2
	⑪成形：在螺旋状种植体植入术中，扩孔后先传递颈部成形钻于医生预备出特殊的颈部形态；然后传递螺纹成形钻于医生形成孔内壁与种植体相应的螺纹形态。	颈部成形钻未传递 螺纹成形钻未传递	-2 -2
	⑫植入种植体：传递生理盐水于医生反复冲洗种植窝，清理碎屑；然后传递相应型号的种植体于医生置于种植窝内，待医生卸下携带体后传递手用扳手和螺丝放置覆盖螺丝，直接拧紧。	冲洗液传递不规范/未传递 种植体未传递	-1/-2 -2

续表

项 目	内 容	扣分标准	扣分
术中护理（54分）	⑬缝合：种植体就位后，协助医生将黏骨膜瓣复位，传递合适缝合针线于医生进行创口缝合，期间配合剪线，并传递干棉球压迫止血。	缝合针线传递不规范/未传递 干棉球未传递	-1/-2 -2
	⑭要点： a. 全过程遵循无菌操作技术。 b. 保持术野清晰，及时调节灯光、吸唾吸尘。 c. 观察患者反应做好心理护理。 d. 操作熟练配合默契。	违反无菌原则 吸唾方式不规范 灯光调节不规范 心理护理不到位 配合不默契 操作紧张慌乱	-3 -3 -2 -2 -2 -2
术后护理（12分）	同椅旁四手操作护理技术标准评分细则。		

健康指导

1. 术前

（1）介绍种植术的相关知识，种植手术的步骤、治疗时间、预后及成功率。

（2）询问病史、药物过敏史并做好心理护理；指导患者在治疗过程中用鼻呼吸，避免误吞唾液、血液等；如有不适举左手示意，不可随意说话、起身、蹬腿、扭动身躯等。

2. 术后

（1）术后压迫止血的棉球应30分钟后取出；术后1～2天局部冷敷，以减轻局部水肿。

（2）当天禁用过硬、过烫等刺激性食物，术后1～3天半流质或软性饮食；避免过多说话、吹奏乐器等口腔剧烈运动。

（3）术后注意口腔卫生，使用漱口液漱口；嘱患者按医嘱服用抗菌药物、止痛药。对于烟酒嗜好者，劝其自觉戒烟酒，否则影响手术切口的愈合和种植体的成功率。

（4）嘱患者术后1天、3天、7天复诊，了解术后反应及创口愈合情况；7～10天拆线，同时做暂时修复体。

注意事项

（1）术前种植手术室进行空气消毒。

（2）严格遵守三查七对，加强无菌观念。

（3）术前做好血压、脉搏等测量；术中密切注意患者注射麻醉药物后的反应，观察其神志、意识、面色、呼吸，有无抽搐等，特别重视患者的主诉，如头痛，头晕，胸闷，恶心等，发现异常，及时汇报医生配合处理。

(4) 开启种植体前,与医生核对型号,检查种植体的有效期,包装是否完整。

(5) 正确安装和调试种植机,确保机器正常运转;正确调整冷却系统的水流量,保持充足的外冲洗液,冲洗液应存放于4℃冰箱内备用。

(6) 熟练掌握四手操作技术。

二、种植体制取印模护理操作评分细则

项　目	内　容	扣分标准	扣分
目的 (3分)	种植修复印模不仅能够准确反映口腔内剩余牙的解剖形态和周围软组织,并通过使用相应的成品转移体和替代体将种植体或基台在口腔内的位置、方向进行复制,以便在替代体上进行上部结构的制作。	未掌握	-3
适应证 (3分)	适合所有种植患者(如单冠、固定桥及全口)、种植外科导板、分析模型。	未掌握	-3
用物 准备 (10分)	常规器物:一次性检查盘　干棉球　酒精棉球　吸引器　胸巾　口杯　纸巾　镜子等 制取模型器物:托盘　红蜡片　酒精灯　打火机等 种植转移器物:种植螺丝刀　扭力扳手　实心基台扳手　替代体　印模帽　定位柱　保护帽等 材料:藻酸盐印模材料　硅橡胶印模材料　暂时粘结剂等	用物准备不齐全 未检查器械的工作状态 未检查仪器的功能 未核对物品名称、有效期、品质	-3 -2 -2 -3
术前护理 (18分)	同椅旁四手操作护理技术标准评分细则。		
术中 护理 (54分)	①口腔检查:左手持探针一侧末端,右手持口镜非工作末端同时传递于医生进行口腔检查。	检查器械传递不规范/未传递	-2/-5
	②卸除愈合基台:传递专用螺丝刀于医生卸下种植体上的愈合基台,协助医生冲洗种植体顶端,彻底清洁并吹干种植体内部。	螺丝刀未传递	-3

续表

项 目	内 容	扣分标准	扣分
术中护理(54分)	③制取印模 方法一:非开窗式制取印模 a. 固定实心基台:根据缺牙区的牙龈距离选择合适的实心基台和基台扳手传递于医生将实心基台旋入种植体内,然后传递棘轮扳手和扭矩控制器传递于医生以合适的力矩锁紧实心基台。	方法一: a. 实心基台选择不合适 基台扳手未传递 棘轮扳手未传递 扭矩控制器未传递	 -2 -2 -2 -2
	b. 就位转移体:按照基台高度选择合适的转移体于医生将转移体按压在基台上,可闻"咔嗒"声表示转移体完全就位;然后传递定位柱于医生将转移体轻轻压入,直到与印模帽密合。	b. 转移体选择不合适 定位柱未传递	-2 -2
	c. 制取印模:选择合适的印模托盘或制作个别托盘传递于医生进行口内试戴;待医生吹干口腔内种植区及牙面时,传递精细硅橡胶于医生注射至口腔内种植区及牙面;将硅橡胶材料均匀地置于托盘内传递于医生在口腔内就位;待硅橡胶凝固后,取出印模,此时转移体随硅橡胶一同被带出口腔,之后在流动水下冲洗,检查印模是否完整,转移体是否移位等。	c. 托盘选择不合适 硅橡胶材料未传递 印模未冲洗 印模未检查	-2 -2 -2 -2
	d. 安装替代体:选择与基台及定位转移体颜色一致的替代体传递于医生按入转移体内,发出"咔嗒"的声响,提示替代体已完全就位。	d. 替代体选择不合适	-2
	e. 固定基台保护帽:取适量暂时粘结剂于玻璃板上,调拌均匀后用探针置于基台保护帽内传递于医生固定在基台上,以维持种植体周围软组织形态并保护基台。	e. 基台保护帽未传递	-2

续表

项　目	内　容	扣分标准	扣分
术中护理（54分）	方法二:开窗式制取印模 a. 就位转移体:传递合适的种植转移体于医生卡入种植体肩台上,然后传递专用螺丝刀并将螺丝杆拧紧。 b. 制取印模:选择合适的开窗式托盘于医生进行口内试戴,确定固定螺丝能从开窗处穿出;待医生吹干口腔内种植区及牙面时,然后传递精细硅橡胶于医生注射至口腔内种植区及牙面;最后将硅橡胶材料均匀地置于托盘内,并传递于医生在口腔内就位。 c. 脱模:待硅橡胶凝固后,传递专用螺丝刀于医生在开孔处拧松螺丝,上下提拉确定完全脱位后,将托盘从口内取出。取出印模,此时转移体随硅橡胶一同被带出口腔,之后在流动水下冲洗,然后传递专用螺丝刀上愈合基台。 d. 安装替代体:传递合适的种植替代体于医生将替代体固定在转移体上。	方法二: a. 转移体未传递 螺丝刀未传递 b. 托盘选择不合适 硅橡胶未传递 c. 螺丝刀未传递 印模未冲洗 印模未检查 d. 替代体未传递	 −3 −3 −3 −3 −3 −3 −3 −3
	④制取对颌印模:参照制取印模护理操作技术。	制取印模材料调拌方式/量/时间/性状不规范(1分/项)	−4
	⑤灌注模型:参照石膏模型灌注护理操作技术。	灌注模型材料调拌方式/量/时间/性状不规范(1分/项)	−4
	⑥要点: a. 全过程遵循无菌操作技术。 b. 保持术野清晰,及时调节灯光、吸唾吸尘。 c. 观察患者反应做好心理护理。 d. 操作熟练配合默契。 e. 掌握硅橡胶的性能使用方法及注意事项。	违反无菌原则 吸唾方式不规范 灯光调节不规范 心理护理不到位 配合不默契 操作紧张慌乱	−3 −3 −2 −2 −2 −2
术后护理（12分）	同椅旁四手操作护理技术标准评分细则。		

健康指导

1. 术前

(1) 介绍种植术的相关知识,种植义齿模型制备的意义、步骤、治疗时间等。

(2) 指导患者在治疗过程中用鼻呼吸,避免误吞唾液、血液等;如有不适举左手示意,不可随意说话、起身、蹬腿、扭动身躯等。

2. 术后

(1) 术后避免使用种植牙区咀嚼食物,如发现愈合基台松动,应及时就诊。

(2) 注意口腔卫生,指导患者正确的口腔保健方法,保证基牙和牙周的健康,提高种植成功率。

(3) 按时复诊,避免因时间过长,影响修复体的戴入。

注意事项

(1) 严格遵守三查七对,加强无菌观念。

(2) 制取印模之前必须清洁种植体肩台及内部结构,遵医嘱选择合适的种植基台及模型送义齿制作中心制作义齿,并做好登记。

(3) 及时观察患者病情,做好心理护理。

(4) 熟练掌握四手操作技术。

三、种植义齿试戴及粘固护理操作评分细则

项目	内容	扣分标准	扣分
目的 (3分)	恢复牙冠、牙列正常形态及咬合关系,实现患者功能和美观要求。	未掌握	-3
适应证 (3分)	牙体、牙列缺损影响美观的患者;牙体、牙列缺损影响生理功能的患者。	未掌握	-3
用物准备 (10分)	常规器物:一次性检查盘 干棉球 酒精棉球 吸引器 胸巾 口杯 纸巾 镜子等 试戴器物:低速涡轮手机 各型车针 抛光轮 成型片 去冠器 烤瓷牙 种植螺丝刀 扭力扳手 基台 持针器 咬合纸等 材料:进口羧酸锌粘固剂、生理盐水等	用物准备不齐全 未检查器械的工作状态 未检查仪器的功能 未核对物品名称、有效期、品质	-3 -2 -2 -3

续表

项　目	内　容	扣分标准	扣分
术前护理（18分）	同椅旁四手操作护理技术标准评分细则。		
术中护理（54分）	①口腔检查：左手持探针一侧末端，右手持口镜非工作末端同时传递于医生进行口腔检查，然后传递持针器于医生取下临时保护帽。	检查器械传递不规范/未传递 持针器传递不规范/未传递	-2/-5 -2/-5
	②固定义齿的准备：安装低速涡轮手机并选择合适的车针，取已完成的种植烤瓷牙放置检查盘内。	涡轮手机未安装 车针选择不正确	-3 -2
	③基台准备：传递螺丝刀于医生取下愈合基台，并传递生理盐水冲洗种植体内部，然后传递基台于医生固定在种植体内，最后传递扭力扳手锁紧基台。	螺丝刀传递不规范/未传递 冲洗液传递不规范/未传递 扭力扳手未传递	-1/-3 -2/-5 -2
	④义齿的调改：传递烤瓷牙于医生进行口腔内试戴，然后传递咬合纸、成型片于医生对烤瓷牙进行调改，直至就位顺利，不松动、不变位、密合、咬合无早接触点。试戴完毕，递镜子给患者，待患者满意后准备粘结。	烤瓷牙未传递 咬合纸未传递 成型片未传递	-2 -2 -2
	⑤基台及义齿的消毒：协助医生将基台进行冲洗、吹干、消毒；用酒精棉球消毒烤瓷冠的组织面并吹干备用。	烤瓷牙未消毒	-2
	⑥义齿的粘固：调拌聚羧酸锌粘固剂至拉丝状（参照聚羧酸锌粘固剂调拌护理操作评分细则），并用调拌刀将调拌好的粘固材料置于冠的组织面，按传递要求传递于医生进行粘固；并嘱患者咬紧，待粘固材料凝固。	材料调拌方式/量/时间/性状不规范（1分/项）	-4
	⑦去除多余粘固材料：待粘固材料凝固后，传递探针于医生去除多余粘固材料，嘱患者漱口。	探针传递不规范/未传递	-1/-3

续表

项　目	内　容	扣分标准	扣分
术中护理（54分）	⑧要点： a. 全过程遵循无菌操作技术。 b. 保持术野清晰，及时调节灯光、吸唾吸尘。 c. 观察患者反应做好心理护理。 d. 操作熟练配合默契。	违反无菌原则 吸唾方式不规范 灯光调节不规范 心理护理不到位 配合不默契 操作紧张慌乱	-3 -3 -2 -2 -2 -2
术后护理（12分）	同椅旁四手操作护理技术标准评分细则。		

健康指导

1. 术前

(1) 介绍种植术的相关知识，种植固定义齿试戴和安装的步骤、时间等。

(2) 指导患者在治疗过程中用鼻呼吸，避免误吞唾液、血液等；如有不适举左手示意，不可随意说话、起身、蹬腿、扭动身躯等。

(3) 义齿粘固时须咬紧棉球5～8分钟，期间不能说话，不适举手示意，避免修复体发生移位。

2. 术后

(1) 固定修复体戴入后避免咀嚼过硬食物如骨头、螃蟹等，纠正偏侧咀嚼等不良习惯，防止种植义齿受力过大而影响其使用寿命。

(2) 注意口腔卫生，指导患者正确的口腔保健，保证基牙和牙周的健康，提高种植成功率。

(3) 定期进行检查，建立口腔卫生的个人档案。

注意事项

(1) 严格遵守三查七对，加强无菌观念。

(2) 在螺丝固位中，螺丝孔先用牙胶或氧化锌丁香油粘固剂等暂封材料临时封闭螺丝孔，患者戴牙并行使功能一段时间，待复查后医生和患者对修复效果都感觉满意时再进行螺丝孔的永久封闭。

(3) 及时观察患者病情，做好心理护理。

(4) 熟练掌握四手操作技术。

第十章 口腔门诊感染控制操作流程

口腔门诊有着诊疗操作复杂、患者流动量大、传播途径广泛、易感人群多等特点，因此是院内交叉感染的高危场所之一。为预防院内交叉感染，提高临床可操作性，特制定出口腔综合治疗椅、口腔涡轮手机、口腔器械处理等操作流程细则。

一、口腔门诊诊室的清洁、消毒操作流程

（一）空气净化与消毒

1. 通风 每日开诊前、结束后，开窗通风1小时；诊疗过程中适当保持空气流通，达到净化室内空气的效果。

2. 消毒 ①紫外线消毒：每日班后使用紫外线消毒1小时；②空气动态消毒：采用多功能动态杀菌器进行空气动态消毒。

（二）地面消毒

（1）常规处理，每班次后使用清洁湿润拖把拖地，保持地面清洁、干净。

（2）被病菌污染的地面采用地表喷洒500mg/L含氯消毒液并作用5分钟后清理干净；被肝炎患者污染的地面采用地表喷洒1000mg/L含氯消毒液并作用5分钟后清理干净；被结核患者污染的地面采用地表喷洒0.2%过氧乙酸消毒液并作用5分钟后清理干净；被烈性传染病病原体污染的地面采用地表喷洒1000～2000mg/L含氯消毒液并作用30分钟后清理干净。

（三）物品表面消毒

1. 分诊、候诊区处理 每班次后清理肉眼可见污物，然后用含中效消毒剂的抹布擦拭表面作用10分钟，最后用清洁抹布复擦1遍。

2. 诊疗区处理 治疗过程中医务人员手接触的区域用防污膜覆盖，防污膜破损或没有覆盖防污膜的地方用含中效消毒液的抹布擦拭表面作用10分钟，再用清洁抹布复擦1遍。

（四）注意事项

1. 空气净化消毒

（1）诊室空气要求定期通风换气，时间要求在30分钟以上。

(2) 多功能动态空气杀菌器要求定期进行设备检测、清洁、养护等工作,确保设备有效运行。

2. 紫外线灯消毒

(1) 环境评估:室内保持清洁干燥,当温度低于20℃或高于40℃,相对湿度大于60%时,应适当延长照射时间。

(2) 灯距:紫外线灯管距物表不能超过1米,灯管距离地面不能超过2米。

(3) 时间:消毒时间为30分钟至60分钟(去除前期灯管预热时间5分钟)。紫外线灯照射累计时间不得超过1000小时。

(4) 强度:新灯管在使用前须进行强度监测,合格后投入使用。新灯管强度不低于90~100μW/cm^2,使用中的灯管强度不低于70μW/cm^2。

(5) 紫外线灯在使用时光源不能直接照射到人,以免引起损伤。消毒完毕后,须开窗通风。

3. 地面处理 地面清洁时,拖把要求专区专用。常规地面清洁不提倡使用化学消毒液拖地,有污染或传染病污染时采用中效消毒液地表喷洒后清洁干净。

4. 消毒液 应现配现用,监测到位。

二、口腔综合治疗椅终末清洁消毒操作流程

(一) 操作流程

1. 环境准备 诊疗结束,治疗椅复位,整理治疗椅台面,开窗通风。

2. 个人防护 操作人员按标准预防实行防护措施,戴防护面罩。

3. 用物准备 准备所需用物并将其置于诊室台面清洁区。

4. 治疗椅准备 ①去除表面防污装置;②调节椅位,由正常位上升15~30cm;③打开水开关冲洗痰盂;④打开负压吸引装置在流动水下冲洗30秒,去除负压上部连接管;⑤打开涡轮手机水气开关冲洗涡轮手机管路30秒。

5. 清洁 ①治疗椅表面:使用清洁湿毛巾由清洁到污染擦拭;②痰盂清洁:关闭痰盂水源,加入清洗液刷洗痰盂外侧与内壁,开启水源冲洗干净;③管道系统:打开各管路系统在流动水下冲洗干净;④过滤装置:将吸唾过滤装置和沉渣过滤装置取出在流动水下刷洗干净。

6. 消毒 ①治疗椅表面:先用含中效消毒剂的毛巾擦拭口腔综合治疗椅表面,作用10分钟,然后用清洁水毛巾擦拭去除物表消毒剂;②管道消毒:使用含氯消毒剂溶液抽吸消毒各管腔系统;③痰盂和过滤装置:使用含氯消毒剂浸泡消毒。

7. 设备整理 ①清洁消毒后将负压管道空吸30秒,关闭吸引开关;②口腔综合治疗椅复位后稍上升10~15cm,关闭电源。

8. 用物整理 将清洁工具清洗干净后放入中效消毒液中浸泡消毒,并干燥备用。

（二）注意事项

（1）操作时严格按照标准预防，做到防护到位。

（2）此操作适用于终末消毒，接台诊疗可根据污染程度适当调整清洗方式。

（3）口腔综合治疗椅的清洗消毒时，须确认功能是否正常，如遇异常应及时上报上级部门。

（4）清洗干净后物表无污迹、灰尘；痰盂、管道清洁无异味。

（5）口腔综合治疗椅的冷光灯因材质不同，应根据产家提供的要求选择清洁消毒方法。

三、口腔涡轮手机清洗消毒养护操作流程

（一）操作流程

1. 椅旁预清洁 ①治疗完毕后打开涡轮手机水气开关，将涡轮手机带针离体空转30秒冲洗管腔，减少涡轮手机管道回吸污染；②然后用75%酒精棉球或纱布初步擦拭干净，放入专用的回收盒保湿暂存。

2. 个人防护 操作人员按照CSSD不同区域人员防护着装要求进行。

3. 回收 CSSD工作人员以科室为单位集中回收处理，回收工具每次使用后清洗、消毒、干燥备用。

4. 清洗 ①手工清洗：将涡轮手机在流动水下冲洗初步去除表面污渍，接着放入多酶清洗液中刷洗，然后在流动水下冲洗干净，最后使用纯化水或软水对涡轮手机进行终末漂洗；②全自动清洗机清洗（手机专用清洗机）：将涡轮手机安装于专用的清洗架上，自动完成清洗、漂洗、干燥的过程。

5. 干燥 手工清洗时须使用专用高压气枪吹干涡轮手机内腔及表面。

6. 检查、保养 清洗后检查涡轮手机功能及洁净度，然后进行手工注油或将涡轮手机安装于手机注油机自动完成注油养护工作。

7. 包装 选择纸塑袋进行包装，包内放化学指示卡，包外标明科室、锅次、消毒日期、有效期、操作者签名。

8. 灭菌 将涡轮手机正确稳妥放置于B型压力蒸汽灭菌器内进行灭菌。

9. 发放 灭菌程序记录与锅内指示卡显示合格后，装入密闭容器发放。

（二）注意事项

（1）收集涡轮手机时，注意小心轻放，严防碰撞及跌落地面等情况，对涡轮手机轴承造成损害。

（2）回收时要注意保湿，密闭运送。

（3）涡轮手机注油，尤其是手工清洗的涡轮手机注油，应首选带气泵的手机注油机进行注油养护。这是因为带气泵的注油机，气压相对较大，注油经过吹清、注油、吹清三

个程序，注油均匀并可自动弃去多余油量。

（4）操作过程中做好标准预防，特别在注油及包装过程中，要避免涡轮手机受到二次感染。

（5）器械的包装、灭菌装载要符合规范。

（6）口腔涡轮手机灭菌时选择B型灭菌器，灭菌温度不高于136℃，时间不超过4分钟。

四、口腔模型消毒处理操作流程

（一）操作流程

1. 个人防护　操作人员按标准预防实行防护措施，戴防护面罩。

2. 运送　阴模装入一次性密封袋或保鲜盒内密封运送至模型室。

3. 清洁　阴模在流动水下冲洗去除表面唾液、血迹等污渍，然后滴干表面水分。

4. 消毒　将阴模置入含氯消毒液中浸泡2～3分钟，然后取出在流动水下冲洗，滴干，灌注模型。

5. 阳模消毒　石膏模型取出后置于紫外线灯箱内照射1小时，或置于臭氧消毒柜内消毒1小时。

（二）注意事项

（1）操作时严格标准预防，防护到位。

（2）模型室悬挂模型消毒操作程序。

（3）模型室要求与诊室分开，内设污染区、清洁区及消毒区，应具备良好通风设施与消毒设施。

（4）模型灌注后余留石膏及时清理干净，灌模水槽处应设有石膏过滤装置，定期清理。

（5）紫外线灯箱应及时清理，保持灯管表面清洁，并做好使用记录与强度监测。

五、口腔科可重复使用器物处理流程

（一）操作流程

1. 椅旁预清洁　器械使用后及时用酒精棉球或敷料去除表面血渍、污渍；诊疗后，直接将污染器械置于密闭回收盒中保湿存放。

2. 个人防护　操作人员按照CSSD不同区域人员防护着装要求进行标准预防。

3. 回收　CSSD工作人员以科室为单位集中回收处理，回收工具每次使用后清洗、消毒、干燥备用。

4. 分类　清洗区双人清点、核查并根据器械材质、精密程度进行分类处理，器械打开轴关节后放入含有效浓度的多酶清洗液中浸泡。

5. 清洗　先初步冲洗去除表面污渍，接着在流动水下刷洗，然后软水下漂洗最后进行终末漂洗。①全自动清洗机清洗：适用于大部分常规器械的清洗如器械盒、弯盘、牙钳、牙挺；②超声清洗：适用于小而精细器械的清洗如车针、根管锉、洁治工作尖等；③手工清洗：适用于精密器械、复杂器械的清洗和有机物污染较重器械的初步处理。

6. 消毒　首选机械热力消毒，也可采用75%乙醇溶液、酸性氧化电位水或取得国务院卫生行政部门卫生许可批件的消毒药械进行消毒。

7. 干燥　首选干燥设备进行干燥；无干燥设备及不耐热器械可使用消毒的低纤维絮擦布进行干燥；穿刺针、吸引器、三用枪工作头等管腔类器械，应使用压力枪或95%乙醇溶液进行干燥。

8. 检查、保养　清洗后要求器械表面及其关节、齿牙处应洁净、无血渍、污渍、水垢、锈斑，器械功能完好、不变形、无松动。定期使用润滑剂进行器械保养。

9. 包装　将拆解后的器械进行组装，根据器械的种类选择合适的包装材料并按规范进行包装，包内放化学指示卡，包外贴化学指示胶带，标明科室、锅次、消毒日期、有效期、操作者签名。

10. 灭菌　①压力蒸汽灭菌：应作为首选，适用于耐湿、耐热器物的灭菌处理；②干热灭菌：适用于耐热、不耐湿、蒸汽或气体不能穿透器物的灭菌，如玻璃、油脂、粉剂等物品的灭菌；③过氧化氢等离子体低温灭菌：适用于不耐高温、湿热的诊疗器械灭菌如电子仪器、光学仪器等。

11. 储存　灭菌后查看灭菌各项监测合格后将物品分类、分架存放在无菌物品存放区。

12. 发放　无菌物品发放时，应遵循先进先出的原则。密封容器运送，防碰，双方人员核对签名，发放记录应准确无误，具有可追溯性。

（二）注意事项

（1）CSSD工作人员回收器物时，直接采取容器对换方式；禁止在诊室内进行器械清点。

（2）被阮毒体、气性坏疽、突发原因不明的传染病病原体污染的器物应双层密封包装、单独回收处理。

（3）手工清洗器物时禁止使用钢丝球类、损伤性强的清洗用具；复杂、精密器械和外来器械的处理应遵循生产厂家提供的使用说明或指导手册进行处理。

（4）在器械保养时选择水性器械润滑剂，禁止油性润滑剂进行器械养护。

（5）器械包装时要求器械包重量不宜超过7kg，敷料包重量不宜超过5kg；器械包大小要求，在使用下排气压力蒸汽灭菌器时不宜超过30cm×30cm×25cm，在使用脉动预真空压力蒸汽灭菌器时不宜超过30cm×30cm×50cm；纸塑袋包装密封宽度应≥6mm，包内器械距包装袋封口处应≥2.5cm。

（6）预真空压力蒸汽灭菌器应在每日开始灭菌前空载进行B-D试验，预真空和脉动真空压力蒸汽灭菌器的装载量不应超过柜室容积的90%，同时不应小于柜室容积的10%和5%，下排式压力蒸汽灭菌器的装载量不应超过柜室容积的80%。

（7）物品存放架应距地面高度20～25cm，离墙5～10cm，距天花板50cm；一次性纸袋包装的无菌物品有效期为1个月；使用一次性医用皱纹纸和医用无纺布包装的无菌物品有效期为6个月；使用一次性纸塑袋包装的无菌物品有效期为3个月，硬质容器的无菌物品有效期为6个月。

（8）植入物及植入性手术器械应在生物监测合格后方可发放。

主要参考资料

卞金有 . 2008. 预防口腔医学 . 第 3 版 . 北京:人民卫生出版社
陈佩珠 . 2006. 口腔专科护理操作流程 . 广州:广东科技出版社
陈佩珠 . 赵佛容 . 2011. 口腔科护理手册 . 北京:科学出版社
陈谦明 . 2008. 口腔黏膜病学 . 第 3 版 . 北京:人民卫生出版社
樊明文 . 2008. 牙体牙髓病学 . 第 3 版 . 北京:人民卫生出版社
傅民魁 . 2007. 口腔正畸学 . 第 5 版 . 北京:人民卫生出版社
高玉琴 . 2009. 口腔临床护理操作流程 . 沈阳:辽宁科学技术出版社
李翠兰 . 2002. 口腔临床护理操作技术 . 北京:军事医学科学出版社
李秀娥 . 王春丽 . 2011. 口腔门诊治疗材料护理技术 . 北京:人民卫生出版社
临床技术操作规范 . 2004. 口腔医学分册 . 北京:人民军医出版社
孟焕新 . 2008. 牙周病学 . 第 3 版 . 北京:人民卫生出版社
邱蔚六 . 2008. 口腔颌面外科学 . 第 6 版 . 北京:人民卫生出版社
石四箴 . 2008. 儿童口腔医学 . 第 3 版 . 北京:人民卫生出版社
宿玉成 . 2004. 现代口腔种植学 . 北京:人民卫生出版社
赵佛容 . 2004. 口腔护理学 . 上海:复旦大学出版社
赵铱民 . 2008. 口腔修复学 . 第 6 版 . 北京:人民卫生出版社
中华人民共和国卫生部 . 2002. 消毒技术规范 .
中华人民共和国卫生部 . 2005. 医疗机构口腔诊疗器械消毒技术操作规范 .
Betty Ladley Finkbeiner. 2000. Four-Handed Dentistry: A Handbook of Clinical Application and Ergonomic Concepts. London: Prentice Hall
J. Ellis Paul. 1980. Manual for Four Handed Dentistry. Chicago: Quintessence Pub Co.
Edward Wolfson. 1974. Four-Handed Dentistry for Dentists & Assistants. Saint Louis: C. V. Mosby Company